Lea Dickopf

POSITIVE MUTTERSCHAFT

Vom Leben mit Kind und HIV

edition
assemblage

Lea Dickopf

POSITIVE MUTTERSCHAFT

Vom Leben mit Kind und HIV

1. Auflage 2019
ISBN 978-3-96042-064-4

© edition assemblage

Postfach 27 46
D- 48041 Münster

info@edition-assemblage.de | www. edition-assemblage.de

Mitglied der Kooperation *book:fair*

Umschlag: Elke Hartmann | mo.tif visuelle kunst (www. mo-tif.de)
Foto: Christoph Creutziger
Satz: Carla Schäfer | edition assemblage
Lektorat: Carla Schäfer
Druck: CPI Clausen & Bosse, Leck
Printed in Germany 2019

»die welt bringt dir so viel schmerz und du machst dann gold
daraus – *es gibt nichts reineres als das*«
(Gedicht von Rupi Kaur 2017)

Inhalt

Danksagung   7

Vorwort   9

1.   Einleitendes   11

2.   Positive Mutterschaft - Wer trifft die Entscheidung?
(*Harriet Langanke*)   16

3.   Kontextualisierung: Gesellschaftliche und historische Einordnung
von HIV   22

4.   Mama nimmt Medizin (*Elke Hartmann*)   30

5.   Normierung und Stigmatisierung von (kranken) Körpern   35

6.   Von Rabenmüttern und Helikoptereltern   44

7.   Wege zur Selbsthilfe: Neues Angebot für Mütter mit HIV in Berlin
(*Paula Haagen*)   52

8.   Begegnungen   56

9.   Überlegungen zu Mutterschaft und Weiblichkeit   61

    9.1.   »Jetzt will mich kein anderer Mann mehr haben«   62
    9.2.   U = U – Auch beim Stillen? (*Harriet Langanke*)   69

9.3. »Ich habe meinem Sohn gegenüber ein schlechtes Gewissen«   71

9.4. »Das ist ja… wieviel wahres Leben...?«   74

9.5. »Ok du lebst, du kannst für dein Kind da sein«   78

10. Intersektionale Herausforderungen positiver Mutterschaft   **84**

10.1. »Sie hat nur mich im Moment«   85

10.2. »Noch dazu hat sie eine andere Hautfarbe«   90

10.3. »Ich konnte diese Wut aber auch nicht zum Ausdruck bringen«   93

10.4. Die Würde des Menschen ist …? (*Sibyl Peemöller*)   97

10.5. Hallo Welt – Schwangerschafts- und Geburtserlebnisse einer HIV-positiven Mama (*Elke Hartmann*)   100

11. Un_Sichtbarkeiten und die Ambivalenz von Engagement   **104**

11.1. »Bin ich jetzt auf einem Ego-Trip, oder muss ich auch an meine Familie denken?«   105

11.2. »Wir haben noch viel vor uns«   109

11.3. »Es ist einfach dieses Thema, was den Unterschied macht«   113

12. Von Krisenerfahrungen und Empowerment   **120**

13. Und wohin jetzt?   **129**

14. Glossar   **134**

15. Verzeichnis von Initiativen und Organisationen   **136**

16. Literaturverzeichnis   **137**

Danksagung

Ich danke den Interviewpartnerinnen für ihre Zeit und ihr Vertrauen. Besonderer Dank geht auch an Elke Hartmann, Harriet Langanke, Paula Haagen und Sibyl Peemöller. Das Buch ist durch eure Beiträge zu einer wertvollen Collage von Erfahrungen und Zugängen zu HIV-positiver Mutterschaft geworden. Außerdem bedanke ich mich bei meinen Betreuerinnen Beate Binder und Ulrike Klöppel, sowie bei Christoph, Franzi und Lina für zahlreiche Diskussionen und hilfreiche Hinweise. Ein besonderer Dank geht auch an Carla vom Verlag Edition Assemblage. Sie hat mich immer wieder motiviert, dieses Buch zu schreiben. Zuletzt möchte ich noch meinen Eltern danken: Als Intervention in die Unsichtbarkeit von Sorgearbeit, aber auch, weil ohne ihre Unterstützung dieses Buch nicht hätte entstehen können.

Vorwort

Das vorliegende Buch ist eine Collage unterschiedlicher Erfahrungen zum Thema HIV und Mutterschaft. Verschiedene Menschen haben daran mitgewirkt, haben Teile ihrer Geschichte aufgeschrieben, alte Fotoalben durchsucht, mit ihren Kindern gemalt und gebastelt, sich ermutigt und erinnert. Ausgehend von der Abschlussarbeit von Lea Dickopf erwuchs das Buch aus dem Wunsch heraus, Erfahrungen positiver Mutterschaft sichtbarer zu machen. Es lebt von diesen unterschiedlichen Perspektiven und ist auch als eine Intervention in akademische Wissensproduktion zu verstehen. Das Buch reiht sich ein in eine Vielzahl an Bemühungen und Kämpfen gegen HIV-spezifische Stigmatisierung und für eine vielseitige Sicht auf Rollenbilder für Mütter. Initiativen wie die Deutsche Aids-Hilfe, das Netzwerk Frauen & Aids, das SHE-Programm, das Projekt Life Boat der Gemeinnützigen Stiftung Sexualität und Gesundheit (GSSG) und viele andere wehren sich seit Jahrzehnten gegen Diskriminierung auf Grund von HIV. Das Buch ist ein weiterer Mosaikstein einer gesellschaftlichen Utopie, in der Menschen gleichberechtigt und ohne Angst vor Ausgrenzung leben können. Durch die unterschiedlichen Textarten haben wir versucht, unterschiedliche Interessen und verschiedene Zugänge zum Thema zu berücksichtigen. Das Buch vereint Erfahrungsberichte, Erlebnisse aus der Arbeit mit HIV und akademische Analysen. Deshalb werdet ihr Kapitel finden, in denen sich eher einer akademischen Sprache bedient wird und solche, die eher eine praktische, erfahrungsbasierte Sprache benutzen. Wir hoffen, dass sich somit alle Leser_innen auf die eine oder andere Art angesprochen fühlen. Wir ermutigen zu einem individuellen Umgang mit dem Buch. So können die theoretischen Kapitel auch übersprungen werden, ohne dass die Botschaften des Buches dadurch unverständlich werden. Unterstrichene Begriffe werden am Ende des Buches in einem Glossar erklärt. Außerdem befindet sich dort auch eine Liste mit Initiativen und Organisationen, die zum Thema HIV und Mutterschaft arbeiten.

Viel Spaß beim Lesen!

Die Autorinnen

1. Einleitendes

Marie[1] öffnet mir die Tür und bittet mich in ihr Wohnzimmer. Schon beim Betreten der Wohnung fallen mir die vielen Kinderspielsachen auf. Die Tür zum Kinderzimmer steht offen und im Wohnzimmer ist mit weißen Klebestreifen ein Straßennetz auf den Fußboden geklebt. Kurz nachdem ich mich hinsetze, klingelt Maries Handy. Ihr Freund ist am Telefon. Als sie fertig telefoniert hat, erzählt sie mir, dass ihr Freund nicht wisse, dass wir uns treffen. Marie meldete sich auf meine Interviewanfrage, weil ich HIV-positive Mütter suchte, die mir von ihren Erfahrungen im Umgang mit Stigmatisierung und Anforderungen an Mutterschaft erzählen. Auch ihr Freund ist HIV-positiv, sie haben ein gemeinsames Kind und wohnen zusammen. Trotzdem weiß er nicht, dass ich da bin, dass Marie mit mir ein Interview führt. Beide scheinen einen sehr unterschiedlichen Umgang mit HIV zu haben. Marie erklärt mir, dass ihr Freund nicht über HIV redet, sie hingegen platzen würde, wenn sie ihre Erfahrungen nicht mit anderen Menschen teilen würde. (Feldnotiz vom 12.02.2018)

Diese Passage stammt aus meinen Notizen, die ich nach meinem ersten Interview mit einer HIV-positiven Mutter anfertigte. Es ist ein Baustein eines großen Mosaiks aus Erzähltem und Gehörtem, aus Ausgesprochenem und Unausgesprochenem, aus Mut, Angst, Macht und Ohnmacht. Es sind Erfahrungen und Emotionen aus dem Leben mit HIV. Viel habe ich gelernt im Laufe meiner Forschung, über Kita-Plätze und Instagram, über Leben auf dem Land und Entbindungen in der Stadt, über Familie und Lohnarbeit. Die Frauen, die ich interviewt habe, haben zum Teil sehr

---

1 Name geändert

unterschiedliche Erfahrungen mit HIV und Mutter-Sein gemacht. Einige
Themen tauchen aber in allen Gesprächen auf. Eines davon ist die Unsichtbarkeit als HIV-positive Frau und als HIV-positive Mutter noch einmal
mehr. Dieses Buch ist somit auch eine Intervention in diese Unsichtbarkeit, eine Plattform, um marginalisierte Erfahrungen sichtbar zu machen.

Im Umgang mit HIV lassen sich gesellschaftliche Marginalisierungsprozesse finden. HIV-positive Mütter haben oft das Gefühl, nicht im selben
Maße wie andere als fähige Eltern anerkannt zu werden. Es gibt viele
weitere Formen prekarisierter Mutterschaft, viele andere gesellschaftliche
Positionen, die es schwer machen, als gute Mutter anerkannt zu werden.
Insofern soll dieses Buch das Nachdenken über den gesellschaftlichen
Umgang mit Müttern und Eltern generell anregen und eine Perspektive
eröffnen, die verschiedene gesellschaftliche Machtverhältnisse wie Ableismus, Rassismus, Sexismus oder Heteronormativität in das Nachdenken über Mutterschaft mit einbezieht.

Doch nun zurück zu Marie: Als ich nach dem Interview allein bin und
meine Gedanken aufschreibe, kommt mir die eingangs beschriebene Situation bei Marie zu Hause wieder in den Kopf. Erst im Nachhinein fange
ich an, mich zu wundern. Für Marie scheint diese Form des Doppellebens, des ständigen Manövrierens zwischen Offenheit und Selbstschutz
keine Besonderheit zu sein. Die Bemerkung, dass sie ihrem Freund nicht
von unserem Treffen erzählt hat, fiel eher in einem Nebensatz. Ich glaube nicht, dass es ihr besonders wichtig war, es mir zu erzählen. Ich hatte eher das Gefühl, es fiel ihr gerade ein, weil er eben noch am Telefon
war. Was für Marie Alltag ist, war für mich sehr ungewöhnlich. Ich wollte
herausfinden, welchen Herausforderungen sich positive Frauen gegen-
übersehen, welche individuellen Strategien sie nutzen, um unter Stigma-

tisierung und Mutterschaftsnormen ein positives Selbstbild zu entwerfen und umzusetzen. Dass ich die Situation in Maries Wohnzimmer hier so herausstelle, spiegelt vielleicht nicht wieder, welchen Stellenwert sie in Maries Auffassung von unserem Gespräch hat. Sie verdeutlicht aber, wie stark HIV immer noch stigmatisiert ist und wie vielfältig die Strategien sind, damit umzugehen. Zudem legt sie auch meine eigene Fremdheit zum Thema offen und verweist damit auf Schwierigkeiten von wissenschaftlichem Arbeiten, auf die ich später noch zurückkommen werde.

Viele Erfahrungen der Frauen, Momente von Freude und Enttäuschung, von Angst und Mut, sind Menschen in ihrem Umfeld nicht bekannt. Wir haben über Schmerzen gesprochen, physische Schmerzen und solche, die entstehen, wenn sich Menschen nicht zugehörig fühlen, wenn sie Dinge verheimlichen müssen, aus der Gefahr heraus, sonst nicht mehr akzeptiert zu werden. Doch wie im Gedicht von Rupi Kaur schaffen es die Frauen, ihre schmerzhaften Erfahrungen in Mut und Stärke umzuwandeln. Sie schaffen es, mit Stigmatisierung und Geheimhaltung umzugehen in einem Leben, welches sich im wahrsten Sinne des Wortes neu erschafft, in dem es neues Leben kreiert.

Aus der Alltagssicht vieler Menschen scheint das Thema HIV irgendwo in der Sex-Arbeit, im Drogengebrauch oder insgesamt weit entfernt von der eigenen Realität zu liegen. Das ist eine gefährliche und potenziell auch verletzende Vorstellung, denn Stigmatisierung und Diskriminierung sollten in der Verantwortung einer gesamten Gesellschaft liegen. Dort, wo HIV unsichtbar gemacht wird, haben es positive Menschen marginalisierter Gruppen besonders schwer. So ist zum Beispiel das Thema HIV und Mutterschaft auch in der Deutschen-Aids-Hilfe nach wie vor unterrepräsentiert. Heike Riesling-Schärfe stellte schon 1998 fest, dass HIV in

Deutschland mit bestimmten Orten assoziiert wird, die damit gleichsam als ›Außen‹ einer bestimmten normativen Gesellschaftsordnung konstituiert werden, wie zum Beispiel Bordelle, Nachtclubs, oder Schwulen-Bars (vgl. Riesling-Schärfe 1998, 67). Andere Orte wiederum, wie das Ehebett oder der Kreissaal, werden im Kontext von HIV nicht thematisiert. Ich glaube, dass es heute nicht sehr anders ist. Das Wissen um HIV wird immer noch bestimmt durch Stereotype und Vorurteile. Wenn das Transmissionsrisiko bei erfolgreicher Therapie aber heutzutage so gering ist, dass das HI-Virus nicht mehr übertragbar ist, welche Erfahrungen machen positive Frauen dann in Bezug auf den Zugang und die Ausübung ihrer reproduktiven Rechte? Ist das Thema HIV und Mutterschaft ähnlich oder sogar noch stärker gesellschaftlich unterrepräsentiert wie HIV und Heterosexualität?

Der Ursprung der Idee, über HIV und Mutterschaft zu schreiben, liegt vielleicht in meiner eigenen Schwangerschaft und der damit einhergehenden, zunehmenden Auseinandersetzung mit gesellschaftlichen Vorstellungen von und Anforderungen an Schwangerschaft und Mutterschaft. Diesen Fragen in Bezug auf HIV nachzugehen, kam durch mein Interesse an den Disability Studies und der Frage nach der Konstruktionshaftigkeit von Kategorien wie gesund und krank und den Implikationen, die eine Naturalisierung dieser Kategorien mit sich bringt. Am Beispiel positiver Mutterschaft zeigt sich, wie eben solche naturalisierten Kategorien wie gesund und krank die Lebensrealitäten von Menschen bestimmen, denen in einer solchen Gesellschaftsordnung marginalisierte Positionen zugewiesen werden. Die Erfüllung eines Kinderwunsches zum Beispiel kann dann eine besondere Bedeutung haben. So ist es ebenfalls ein Anliegen dieses Buches, Aushandlungen in Bezug auf dominante Mutterbilder nachzuvollziehen.

Dabei stehen Erzählungen positiver Mütter und deren Strategien für soziale Anerkennung im Zentrum. Dieses Buch verfolgt einen machtkritischen Ansatz, indem es patriarchale Vorstellungen von guter[2] Mutterschaft und ableistische Vorstellungen von normalen und gesunden Körpern in Frage stellt und die prekären Lebensbedingungen aufzeigt, die diese Normen hervorrufen. Feministisch ist es, in dem es im Sinne einer Ethnographie des Partikularen nach Lila Abu-Lughod (1996) ein Thema ins Zentrum stellt, welches sowohl von dominanten Mutterbildern als auch von gesellschaftlichen Vorstellungen von Krankheit abweicht und gleichzeitig versucht, der Vielschichtigkeit und Diversität der beschriebenen Lebensrealitäten gerecht zu werden. Eine feministische Überzeugung führt auch dazu, den Interviews viel Raum in diesem Buch zu geben, um somit gegen die Unsichtbarkeit positiver Mutterschaft anzugehen. Es geht nur am Rande um biologische Erklärungen, Therapieverfahren oder medizinische Werte. Vielmehr sind Intimität, Verletzlichkeit und Ehrlichkeit zugleich Voraussetzungen und Ergebnisse meiner Forschung und so finden auch eigene Erlebnisse und Emotionen einen expliziten Platz in diesem Buch. Gleichzeitig ist dieses Buch eine Intervention in patriarchale Wissensordnungen. Es will Erfahrungen von Frauen[3] mehr Raum und damit mehr Sichtbarkeit geben.

....

2   Im Folgenden werden immer wieder Kategorien wie krank, gesund, gut, weiß, Frau oder behindert vorkommen. Diese Kategorien verstehe ich nicht als natürlich gegeben oder aus sich heraus begründbar, sondern als gesellschaftlich hervorgebracht und im historisch-kulturellen Kontext mit einer spezifischen Bedeutung aufgeladen.

3   Es wird in diesem Buch überwiegend um Erfahrungen von Cis*Frauen gehen. Trans*Personen erfahren sowohl in Bezug auf Elternschaft als auch in Bezug auf Stigmatisierung sehr viel Diskriminierung. Trans*Feindlichkeit gehört leider nach wie vor zum gesellschaftlichen Alltag. Da ich nur Interviews mit Cis*Frauen geführt habe, fehlt eine trans*Perspektive im Buch überwiegend. Auf die Unsichtbarkeit von trans*Perspektiven weisen verschiedene Menschen immer wieder hin (Rix 2017, Janssen 2006, LesMigraS 2012).

2. Positive Mutterschaft - Wer trifft die Entscheidung?

von Harriet Langanke

Mutterschaft und HIV sind bis heute ein Reizthema. Schon ohne HIV kann die individuelle Entscheidung einer Frau, Kinder zu haben oder auch nicht, zum gesellschaftlichen Lackmustest werden. Je nachdem, wie Frauen sich entscheiden, müssen sie ihre Entscheidung allzu oft rechtfertigen. Ist es der richtige Zeitpunkt für Kinder? Oder zu früh? Zu spät? Die richtige Anzahl? Entscheiden sie sich gegen Kinder, wird ihre Weiblichkeit hinterfragt. Wollen Sie Kinder, wird ihre berufliche Leistungs-

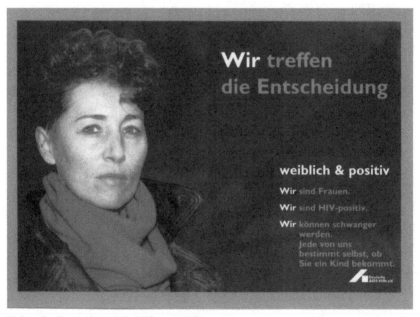

Plakat der Deutschen Aids-Hilfe von 1996
(Quelle: www.aidshilfe.de/shop/pdf/2885)

bereitschaft angezweifelt. Wie Frauen es auch anstellen – der Vorwurf des Egoismus ist nie weit. HIV hat dieses Phänomen viele Jahre lang verstärkt, meist in eine ganz konkrete Richtung: Frauen mit HIV sollten besser keine Kinder kriegen wollen. Dann hätten sie womöglich Sex ohne Kondome und ihre Partner könnten sich anstecken. Wenn die Frauen dann schwanger würden, könnte auch das Kind das Virus erben. Und wenn dann ein Kind auf der Welt ist, droht die Krankheit oder gar der Tod der Mutter und das Kind bliebe als (Halb-)Waise zurück.

Von solchen Szenarien waren zumindest die ersten beiden HIV-Dekaden, die 1980er und 1990er Jahre, in Deutschland geprägt. Doch statt den Frauen und Müttern Hilfen anzubieten, sie bei all diesen Herausforderungen zu unterstützen, hat man sie kritisiert, ihnen Steine in den Weg gelegt. Ein schlichtes Informationsplakat der Deutschen-Aidshilfe, entstanden in den 1990ern im bundesweiten Netzwerk Frauen und Aids, wurde schnell zum Skandal. Wegen seiner an sich selbstverständlichen Botschaft: ›Wir treffen die Entscheidung. Jede von uns bestimmt selbst, ob sie ein Kind bekommt‹. Die Notwendigkeit eines solchen Posters zeigt: Frauen mit HIV mussten sich für ihren Kinderwunsch rechtfertigen, sich oft gegen die Haltung von Freund_innen, Familie und der Gesellschaft durchsetzen.

Das hat die Frauen viel Kraft und Energie gekostet. Meist waren sie mit ihren Wünschen und Sorgen allein. Wer Glück hatte, fand eine Beratungsstelle und eine medizinische Betreuung, die gut aufklärten. Nur dann erfuhren die Frauen, wie sie sich mit dem Sperma ihres Partners befruchten (lassen) konnten. Und sie erfuhren, dass HI-Viren nicht durch die Plazenta-Schranke passen – eine HIV-Infektion für das Kind im Mutterleib also selten ist. Ohne jede Intervention lag, so die Fachleute, das Übertragungsrisiko bei unter 20 Prozent. Und nur dann erfuhren die

Frauen auch, wie sie das Ansteckungsrisiko für ihr Kind auf nahe Null brachten: Medikamente helfen dabei, außerdem ist man lange mit Kaiserschnittentbindungen und Still-Verzicht auf Nummer sicher gegangen. Allmählich passen sich auch die übervorsichtigen ärztlichen Leitlinien dem heutigen Wissen an und ermöglichen den Frauen die vaginale Entbindung und das Stillen.

Doch auch in der zweiten Dekade des 21. Jahrhunderts sehen sich Mütter mit HIV noch immer besonderen Herausforderungen gegenüber. Die Furcht vor gesellschaftlicher Ausgrenzung wirkt fort. Eine HIV-Infektion in der Familie ist weiterhin ein sehr viel größeres Stigma-Risiko als beispielsweise eine Krebserkrankung oder ein Diabetes – beides vergleichbar chronisch und gesundheitsbedrohend. So kommt es, dass manche Mütter mit HIV aus ihrer Infektion weiterhin ein Geheimnis machen. Ein Geheimnis, das die Frauen und ihre Familien sehr belasten kann. Leider sind die Befürchtungen der Mütter nicht völlig grundlos. Denn wer schon im Medizinbetrieb erlebt, wie dramatisierend teilweise noch immer mit HIV-Infektionen umgegangen wird, behält den eigenen HIV-Status lieber für sich. Wenn Krankenakten sichtbare HIV-Vermerke tragen, bei und nach Behandlungen völlig überzogene Hygienemaßnahmen angewendet werden – dann möchten Mütter ihren Kindern solche Erfahrungen ersparen.

Es überfordert viele Mütter, immer und immer wieder aufklären zu müssen: Den anderen Eltern in der Kita zu erklären, dass beim gemeinsamen Spielen keine Ansteckungsgefahren lauern. Den Betreuenden versichern zu müssen, dass HIV gut behandelbar ist. Dass Mütter mit HIV keineswegs ›Mütter auf Zeit‹ sind. Über die Jahre hinweg haben zahlreiche Initiativen und Projekte versucht, den Frauen zu helfen und sie zu unterstützen. Mit Informationen, mit Tipps, mit dem Kontakt zu anderen Frauen und Müttern. Das war die sicherlich wichtigste Aufgabe: Den Frauen zu vermitteln, dass sie es schaffen können, dass sie wie andere Frauen auch mit HIV Mutter werden können. Und erleben können, dass ihre Kinder aufwachsen. Während Männer mit HIV oft über gute Netzwerke verfügen, in den großen Metropolen leben und dort beste medizinische Betreuung erhalten, leben Frauen mit HIV viel zu oft isoliert. Oft im ländlichen Raum, oft weniger mobil und – wie die Zahlen der Deutschen Aids-Stiftung zeigen – fast immer ökonomisch schlechter gestellt, also ärmer als Männer mit HIV.

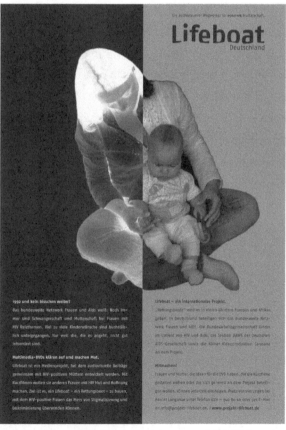

(Quelle: www.stiftung-gssg.de/themen-projekte/lifeboat/
index.html?a=40&level=1)

Für viele Frauen und Mütter mit HIV gilt bis heute: Scham- und Schuld-
gefühle, die nicht zuletzt der Medizinbetrieb nährt, lassen sie verstum-
men. Um für ihre Rechte einzutreten, müssen sie mit großer Kraft den
Teufelskreis von Isolation und Schweigen durchbrechen. Zum Glück können Mütter mit HIV heute aus verschiedenen Angeboten auswählen. Es
gibt nicht nur die virtuellen Informationen und Kontakte des Internets,
sondern auch Projekte, die persönliche Begegnungen, zu zweit oder in der
Gruppe, ermöglichen – für Mütter mit HIV, und inzwischen auch für Familien mit HIV. Frau muss ein bisschen suchen und auch den Mut haben,
Kontakt aufzunehmen. Dann aber finden sich Initiativen wie Vhiva Kids
in Hamburg oder die Kinderwunsch-Beratung beim Münchner Frauengesundheitszentrum. Dann finden Frauen auch positive Müttergruppen
in Berlin und Familienprojekte der Aidshilfen in Nordrhein-Westfalen.
Und nicht zuletzt gibt es die frauenspezifischen Angebote der Gemeinnützigen Stiftung Sexualität und Gesundheit (GSSG). Unter dem Dach
der Stiftung ist beispielsweise der deutsche Ableger des internationalen
Projekts ›Lifeboat - A Guide to positive Motherhood‹ zu finden. Aber auch
das bundesweite Netzwerk Frauen und Aids, in dem Frauen und Mütter
sich politisch engagieren, und das SHE-Programm, das geschützte Räume
für ein besseres Leben mit HIV anbietet, sind über die GSSG erreichbar.

Doch bei allem Fortschritt gilt bis heute: Frauen mit HIV, die Mutter
werden oder sein wollen, brauchen Unterstützung. Damit sie wissen, wie
sie ihre Kinder vor einer Ansteckung schützen können. Damit sie aus
der Vielzahl der Informationen die richtigen auswählen können. Und
damit sie medizinische Betreuung finden, die sie nicht ausgrenzt, stigmatisiert oder entmündigt. Das Ziel ist noch nicht erreicht. Denn nicht
für jede Frau mit HIV sind Schwanger- und Mutterschaft dieselbe Selbst- ˙
verständlichkeit wie für Frauen ohne HIV. Noch immer ist Hilfe nicht

überall verfügbar, noch immer ist HIV ein Stigma-Risiko. Der enorme pharmazeutische Fortschritt, der HIV zu einer medizinischen Erfolgsgeschichte werden ließ, gilt noch nicht für die gesellschaftliche Dimension. Frauen mit HIV, Mütter mit HIV spüren das noch immer allzu oft.

3. Kontextualisierung: Gesellschaftliche und historische Einordnung von HIV

HIV (Humanes Immundefizienz-Virus) ist ein Virus, das nach Infektion zu schweren Krankheiten führen kann. Als Aids werden die Krankheitssymptome bezeichnet, die durch eine HIV-Infektion ausgelöst werden können und oft lebensbedrohlich sind. HIV und Aids sind also, auch wenn das in den öffentlichen Debatten manchmal anders vermittelt wird, nicht dasselbe und auch die häufig verwendete Schreibweise ›HIV/Aids‹ ist in diesem Sinne eher verwirrend. Wenn Menschen HIV haben, meint man damit, dass sie sich mit dem HI-Virus infiziert haben. Die medizinischen Behandlungsmöglichkeiten von HIV sind heutzutage weit fortgeschritten, sodass es auch als chronische Krankheit ähnlich wie Hepatitis oder Tuberkulose gelten kann (vgl. Deeks et al. 2013). Gleichzeitig ist HIV so stark wie kaum eine andere (chronische) Krankheit von Stigmatisierung gekennzeichnet.

Die ersten in Westeuropa bekannten Fälle von Aids-Erkrankungen wurden 1981 aus den USA gemeldet (vgl. Schmitt 2006). Zwei Jahre später wurde das HI-Virus entdeckt, doch der Wandel des Bildes von einer sogenannten »Homosexuellen-Seuche«[4] (Der Spiegel 1983) hin zu einer behandelbaren chronischen Krankheit sollte ein sehr langer und mühsamer werden, der auch heute noch nicht abgeschlossen ist. Die ersten Fälle von Aids in den USA wurden bei schwulen Männern diagnostiziert und stellten schon damals eine Möglichkeit dar, marginalisierte Gruppen wie Homosexuelle als Gefahr zu inszenieren; verstärkte Diskriminierung und die Gefahr der Erosion hart erkämpfter Bürgerrechte waren Folgen

---

4   1982 fasst das US-amerikanische Center for Disease Control die auftauchenden Symptome zuerst unter gay-related immune deficiency (GRID) zusammen. Erst einige Monate später wird der Begriff Aids eingeführt (vgl. Health Resources and Services Administration o.J., 2f).

dieser Stigmatisierungsprozesse (vgl. New York Times 1983). HIV und Aids wurden schon damals und werden immer noch vornehmlich mit sogenanntem deviantem Verhalten in Form von Promiskuität, Sexualitäten jenseits heteronormativer Vorstellungen, Sexarbeit und Drogengebrauch assoziiert (vgl. Deutsche Aids-Hilfe e.V. 2013, 6).

So entstehen machtvolle und verletzende Bilder, die massiv zu Vorurteilen und Diskriminierung führen, in dem sie sich in die Diskurse zu HIV und Aids einschreiben und dadurch die Möglichkeiten begrenzen, wie darüber gesprochen werden kann. Diese verletzenden Bilder sind eine Art hate speech, also verletzende Sprache. Verletzende Sprache bezeichnet Sprachhandlungen, bei denen bestimmte Personen (immer wieder) mit negativen Assoziationen verbunden werden. Somit wird diesen Personen irgendwann die Möglichkeit genommen, über ihre (Außen-)Wirkung selbst zu entscheiden. Sie werden erniedrigten Positionen zugewiesen und somit in ihrer Handlungsmacht eingeschränkt (vgl. Butler 1997). Die Bilder, die sich in den 1980er und 1990er Jahren in den Diskursen um HIV sedimentierten, sind heute immer noch äußerst wirkmächtig (vgl. Deutsche Aids-Hilfe e.V. 2013, 19). Dies ist ein Grund dafür, warum HIV im Gegensatz zu anderen chronischen Krankheiten immer noch so stark stigmatisiert wird. Dabei gibt es vielseitige Bemühungen in Form von Aufklärungskampagnen beispielsweise der Deutsche Aids-Hilfe, von UNAIDS, oder der International Community of Women Living with HIV, die an der Destigmatisierung von HIV arbeiten.

Eindeutige Zahlen zu HIV-Infektionsraten gibt es nicht, auch deshalb, weil die Dokumentation der Infektion auf Grund der hohen Stigmatisierung schwierig ist. Das UN-Programm UNAIDS rechnete 2016 weltweit mit ca. 36,7 Millionen Menschen, die mit HIV leben. Darunter waren 17,8

Millionen Frauen[5] (vgl. UNAIDS 2017a). Das bedeutet, dass fast die Hälfte aller Menschen mit HIV Frauen sind, wobei im Gegensatz zum globalen Norden, im globalen Süden mehr Frauen als Männer HIV-positiv sind (vgl. Tallis 2012, 18). Es wird also deutlich, dass HIV keineswegs eine Krankheit ist, die überwiegend Männer betrifft. Die Zahl der weltweiten Neuinfektionen bei 15- bis 24-Jährigen ist bei Frauen sogar deutlich höher als bei Männern (vgl. UNAIDS 2017, 6). Global wird zunehmend von einer »Feminisierung von HIV« (Pfundt 2010, 14; oder vgl. Obaid 2005) gesprochen. Es ist also notwendig, die Bilder von HIV zu pluralisieren und die Besonderheiten der Erfahrungen von Frauen mit HIV in den Mittelpunkt zu rücken. Dabei soll kontinuierlich mitgedacht werden, dass eine Krankheit nie losgelöst von gesellschaftlichen Machtstrukturen existiert[6].

Die Art und Weise, wie Gesellschaft organisiert ist, hat sowohl einen Einfluss darauf wie Stigmatisierung wirkt, als auch, welche Menschen auf besondere Weise davon betroffen sind. So führen Armut und soziale Ausgrenzung häufig zu Stigmatisierung. Soziale Ausgrenzung und Stigmatisierung wiederum erhöhen durch den damit einhergehenden erschwerten Zugang zu Gesundheitsversorgung das Risiko einer Ansteckung mit HIV (vgl. Vereinte Nationen Department of Economic and Social Development Population Division 2004, 64). So waren 2013 schätzungsweise 22% aller trans*Menschen in den USA HIV-positiv (vgl. National Institute of Allergy and Infectious Disease 2017). HIV betrifft somit zum einen vermehrt Menschen in sozial prekären Situationen und führt gleichzeitig oft zu noch mehr Diskriminierung, Ausgrenzung und Marginalisierung (vgl. The ACT UP/New York Women & AIDS Book Group 1994, 25f).

....

5   Die Studie von UNAIDS basiert auf einem binären Geschlechtersystem. Daher werden trans*, inter und nicht-binäre Identitäten unsichtbar gemacht.
6   Dies ist eine Grundannahme der Disability Studies, die in Kapitel 5 näher erklärt wird.

Die Behandlungsmöglichkeiten von HIV hingegen sind heutzutage weit fortgeschritten. So liegt die Übertragungsrate durch Geschlechtsverkehr bei guter Therapie bei 1:100.000, ein solches Risiko liegt im Bereich von alltäglichen Risiken (vgl. Vernazza o. J.). Die Übertragungsrate des Virus von einer Mutter auf ihr Kind lag in Europa 2016 bei unter 1% (vgl. Vocks-Hauck 2016, 501) und auch die Lebenserwartung von HIV-positiven Menschen gleicht, bei erfolgreicher Therapie, annähernd der von HIV-Negativen (vgl. Vogel et al. 2010, 507). UNAIDS hat bis 2020 die sogenannten 90-90-90 Ziele proklamiert. 90% aller positiven Menschen weltweit sollen bis 2020 von ihrer Infektion wissen, davon wiederum sollen 90% Zugang zu antiretroviraler Therapie (ART) [7] haben und wiederum 90% davon sollen dadurch unter der viralen Nachweisgrenze liegen (vgl. UNAIDS 2014).

HIV in Deutschland

1987 entscheidet die Mainzer Staatsanwaltschaft, dass Aids »keine Erkrankung wie jede andere« (Pfundt 2010, 144) sei, da durch sie soziale Isolierung und gesellschaftliche Stigmatisierung drohe. In der DDR konnten HIV-positive Gastarbeiter_innen oder Austauschstudierende auf Grund ihrer Erkrankung ausgewiesen werden (vgl. Sontheimer 1988) und auch für die Ausstellung einer Einreisegenehmigung konnte ein negatives Testergebnis gefordert werden (Peters 2008). Spätestens seit der Einführung der antiretroviralen Therapie (ART) hat die Vorstellung von HIV als »Bedrohung der westlichen Zivilisation« (Wright und Rosenbock Rolf 2012, 196) abgenommen. Auch die Institutionalisierung von Aids-Hilfen und anderen Anlauf- und Beratungsstellen hat dazu geführt,

....

7   Antiretrovirale Therapie (ART) oder antiretrovirale Kombinationstherapie ist eine gängige medikamentöse Behandlung von HIV. 1996 entwickelt und seitdem ständig verbessert, hemmt ART die Vermehrung des HI-Virus soweit, dass der Virus im Blut nicht mehr nachweisbar ist (vgl. Lange und Ananworanich 2014).

dass oft von einer Normalisierung der Krankheit gesprochen wird (vgl. Bischofberger und Schaeffer 2001, 37). Doch die Diskrepanz zwischen medizinischem Fortschritt und dem Wissen darum auf der einen Seite und den Alltagsauffassungen und hegemonialen Diskursen um HIV auf der anderen Seite, ist immer noch gravierend. So wurde beispielsweise in Bayern in den letzten Jahren wieder HIV-Zwangstests für Geflüchtete eingeführt (vgl. Lahrtz 2015, Loerzer 2014).

Ende 2017 lebten ca. 86.000 Menschen in Deutschland mit HIV (vgl. Epidemologisches Bulletin 2018, 509). Seit Ende der 1990er Jahre nehmen die Neuinfektionsraten tendenziell wieder zu (vgl. Robert Koch-Institut 2016, 498), was unter anderem auch mit dem Normalisierungsnarrativ über die Krankheit erklärt wird. Es lassen sich unterschiedliche Veränderungen in der Berichterstattung zu HIV in den letzten Jahrzehnten ausmachen: Während in den 1980er Jahren überwiegend von einer Homosexuellen-Krankheit berichtet wurde und diese Erzählung lediglich durch HIV-positive Sex-Arbeiter_innen oder Drogengebrauchende erweitert wurde, wird HIV ab den 1990ern zunehmend auch als Gefahr für heterosexuelle Menschen verhandelt. »Sind jetzt die Heterosexuellen dran?« (zitiert nach Riesling-Schärfe 1998, 62) fragte der Berliner Tagesspiegel Ende November 1995. Trotz diskursiver Verschiebungen im Zusammenhang mit imaginierten Risikogruppen zeichnen sich die Diskurse um HIV und Aids nach wie vor durch »einen kollektiv unterstellten Zusammenhang von anderen Lebensformen, Charakter und Gefahr, von Schuld und Tod, von Sexualität und Bedrohung« (Eirmbeter et al. 1993, 35) aus.

Situation HIV-positiver Frauen in Deutschland

Durch solche diskursiven Verschiebungen treten nun auch Frauen, die nicht mit Sexarbeit oder Drogengebrauch assoziiert werden, als potenziell betroffen und gefährdet in die öffentliche Aufmerksamkeit (vgl. Riesling-Schärfe 1998, 62f). Gleichwohl ist die mediale Präsenz von positiven Frauen und damit einhergehend auch das öffentliche Bewusstsein um die Existenz, oder gar Besonderheit dieser Situation, immer noch sehr gering. 2017 lebten laut Robert Koch-Institut 16.900 HIV-positive Frauen in Deutschland (vgl. Epidemologisches Bulletin 2018, 513). Pro Jahr werden in Deutschland 250-300 Kinder HIV-positiver Mütter geboren, weniger als 1 % von ihnen ist HIV-positiv (vgl. Berthold und Lange 2017, 12).

Eine weitere diskursive Verschiebung betrifft das Sprechen über reproduktive Rechte positiver Frauen. Noch bis in die 1990er Jahre war HIV und Schwangerschaft ein Tabu. Positiven Frauen wurden Sterilisationen empfohlen, positiven Schwangeren wurde oft ein Abbruch nahegelegt (vgl. Berthold und Lange 2017, 12; oder Unger 1999, 85). Die Therapieerfolge von HIV haben zu einem Umdenken auch bezüglich Schwangerschaft und Geburt geführt, ein Informationsdefizit zu reproduktionsmedizinischen und individuellen Möglichkeiten gibt es allerdings weiterhin (vgl. Frauen & HIV o.J.). Zwar sind beispielsweise vaginale Geburten (wenn die Viruslast ab der 34. Schwangerschaftswoche unter der Nachweisgrenze liegt) heutzutage im Hinblick auf die Übertragung von HIV nicht gefährlicher als ein Kaiserschnitt (vgl. Deutsche Aids-Hilfe e.V. 2010, 25; oder Vocks-Hauck 2016, 509), dennoch wird Müttern immer noch häufig ein Kaiserschnitt geraten (vgl. Frauen & HIV o.J.). Argumentiert wird unter anderem damit, dass sich nur wenige Geburtskliniken auf vaginale Geburten positiver Mütter spezialisiert hätten. Dass die Mütter aber selbst in solchen Spezialkliniken Diskriminierungserfahrungen machen, wird an Hand der Interviews in diesem Buch deutlich.

Positive Mütter haben nicht nur qua ihres HIV-Status eine besondere gesellschaftliche Position inne, sondern auch durch die ihnen zugeschriebene Reproduktivkraft und Sorgeverantwortung. So wird eine (HIV-positive) schwangere Frau zu allererst als verantwortlich für das Wohlbefinden für ihr Kind bzw. als potentielle Gefährdung für ihr Kind verhandelt. Hier wirkt Foucaults Konzept der Biopolitik, in dem Körper nach bestimmten Wissensordnungen produziert und organisiert werden (vgl. Pfundt 2010, 72). Die gesellschaftlichen Ansprüche an das reproduktive Verhalten von (positiven) Frauen können in diesem Kontext als biopolitische Subjektivierungsprozesse verstanden werden. Dabei spielen der Schutz der Bevölkerung vor dem Individuum und der Schutz des ungeborenen Lebens eine zentrale Rolle in der Organisation und Regulierung von Leben (vgl. ebd., 383ff). Die Frage nach der Fortpflanzung wird somit zu einem öffentlich verhandelbaren Thema. Beispiele dafür sind die deutschen Mutterschaftsrichtlinien, in denen festgelegt ist, dass allen schwangeren Frauen ein HIV-Test empfohlen und die Durchführung im Mutterpass vermerkt werden soll (vgl. Gemeinsamer Bundesausschuss 2016). Auch die Überwachung positiver Mütter bei der Neugeborenen-Prophylaxe kann als biopolitische Maßnahme und somit Reg(ul)ierungspraxis verstanden werden (vgl. Pfundt 2010).

Eine HIV-Infektion führt oft zu Diskriminierungserfahrungen und dem Gefühl von Ausgeschlossen-Sein und fehlender Akzeptanz (vgl. Deutsche Aids-Hilfe e.V. 2013, 22). Da Frauen vielfältigen Marginalisierungsprozessen unterliegen, trifft sie HIV-bezogene Stigmatisierung mit all den sozialen Konsequenzen besonders stark. Für mich zeigen sich dabei zwei große Problemfelder. Zum einen scheint es eine große Diskrepanz zwischen theoretischem Wissen und medizinischen Möglichkeiten zu HIV und der Lebensqualität positiver Menschen zu geben. Der medizinische Fortschritt bei Prävention und Therapie hat weit mehr zugenommen, als die Ängste und Vorurteile in Bezug auf die Krankheit abgenommen haben. Zum anderen berichten alle interviewten Frauen davon, dass sie sich als positive Frauen und Mütter kaum repräsentiert sehen – sowohl innerhalb HIV-aktivistischer Gruppen als auch gesamtgesellschaftlich. Dadurch fehlt es an positiven Rollenbildern, die Aushandlungen um die eigene Mutterschaft werden überlagert von stigmatisierenden gesellschaftlichen Zuschreibungen, auch und besonders im Hinblick auf das (körperliche) Leistungsvermögen von Müttern.

Zunehmend gibt es aktivistische und akademische Interventionen in die Unsichtbarkeit von positiven Frauen und positiver Mutterschaft. Ist in der Vergangenheit ein Großteil der Forschung zu HIV überwiegend von Männern ausgegangen, lässt sich eine Öffnung des Fokus hin zu positiven Frauen feststellen (vgl. Boesten und Poku 2009; oder Obaid 2005). In Deutschland gibt es dennoch bisher kaum sozialwissenschaftliche Arbeiten, die sich mit positiver Mutterschaft beschäftigen. Die meisten Informationen dazu finden sich lediglich in Ratgeberliteratur der Deutschen-Aids-Hilfe und ihrer Bundesarbeitsgemeinschaft Frauen (vgl. Frauen & HIV o.J.). Die Deutsche Aids-Hilfe ist auch eine der zentralen deutschen Institutionen in Bezug auf HIV-Aktivismus. Daneben gibt es noch weitere Programme und Organisationen, wie das SHE-Programm der GSSG (Gemeinnützige Stiftung Sexualität und Gesundheit) oder das Netzwerk Frauen & Aids[8].

....

8   Am Ende des Buches gibt es eine Liste mit Initiativen, die zu HIV und Mutterschaft arbeiten.

4. Mama nimmt Medizin

von Elke Hartmann

Wenn ich mich zum jetzigen Zeitpunkt selbst von außen betrachten könnte, sehe ich vor mir eine 40-jährige, etwas gestresste Mama, die täglich ihrem straffen Zeitplan hinterherrennt und versucht, es allen (Ehemann, Kind, Hund etc.) recht zu machen. Ihr Alltag ist weniger ereignisreich, eher arbeitsintensiv und anstrengend. Ihr Mann kann oft nur am Wochenende da sein, um sie zu entlasten. Sie möchte gerne kreativ sein, etwas Wichtiges tun und sich öfter mal entspannen. Viele Menschen mit Kind(ern) werden mir jetzt sicherlich nickend beipflichten. Die Tatsache, dass man als Mutter das zusätzliche Päckchen HIV mit sich herumträgt, macht die Lage nicht unbedingt besser oder schlechter.

Vor fast zehn Jahren steckte ich in einem ungewöhnlichen Lebensabschnitt. Ich war verliebt, lebte in einer Fernbeziehung und machte einige Entscheidungen, die ich heute so nicht mehr machen würde. Ich entschied mich für ihn und ließ alles auf mich zukommen. Gut geplant und mit etwas Glück hatte ich das Visum, den Job und die Wohnung in Kapstadt in der Tasche. Zu diesem Zeitpunkt waren wir etwa fünf Jahre zusammen, der obligatorische Besuch in Deutschland und das Herantasten an Freund_innen und Familienangehörige waren bereits erledigt. Mein früherer Freund war Musiker, viel unterwegs, ein beliebter Typ, politisch für die Freiheit Schwarzer Menschen engagiert. Es hätte mir auffallen können, dass er während längerer Abwesenheitsphasen an einem anderen Ort eine andere Freundin hatte. Irgendwann sprach er sogar offen darüber und eröffnete mir, dass er Vater werden würde. Spätestens jetzt hätte ich meine Sachen packen sollen. Allerdings starb meine Hoffnung zuletzt. Ich begann mich mit Polygamie zu beschäftigen, mit der Geburt eines (fremden) Kindes und meiner Rolle in dieser neuen Familienkonstellation. Insbesondere letzteres war mir das Suspekteste. Ich wollte nicht in dieser Situation stecken, die Freuden der Vaterschaft meines Freundes miterleben und selbst nur Beiwerk zu sein. Nach einer langen Zeit intensiver Beziehung stand ich plötzlich vor schweren Entscheidungen. Auch wenn mir wahrscheinlich die meisten Leser_innen schon längst den Vogel gezeigt haben und sich fragen, was mich denn überhaupt noch in dieser Situation gehalten hat – ich war noch nicht ganz am Ende. Mit dem positiven Testergebnis der anderen Frau entschied ich mich, zum dritten Mal einen HIV-Test zu machen. Wenig später fand ich mich selbst vor vollendeten Tatsachen: Nach zwei negativen HIV-Tests im Laufe der Jahre musste ich mich nun mit einem positivem Testergebnis auseinandersetzen.

Sechs Jahre vergingen und ich konnte durch die Geburt meines Kindes glücklicherweise eine persönliche Perspektive zum Virus und zu Mutterschaft entwickeln. In Deutschland gibt es Leitlinien, die u.a. insbesondere für den Umgang mit HIV-Patient_innen entwickelt wurden (vgl. Deutsch-Österreichische Leitlinie zur HIV-Therapie in der Schwangerschaft und bei HIV-exponierten Neugeborenen 2017). Meine behandelnden Ärzt_innen orientierten sich jedenfalls in Teilen an diesen Erfahrungen, die sich im Laufe der Jahre im Umgang mit positiven Frauen bewährt hatten. Unser Kind wurde nach der Geburt noch dreimal auf den Virus getestet und letztendlich gesund aus der Beobachtung entlassen. Diese Termine waren schlimm für uns – ich hatte Schwierigkeiten, unser Baby bei den Blutentnahmen so leiden zu sehen und immer machte ich mir Vorwürfe, was ich meinem Kind durch mein eigenes Verschulden damit angetan habe.

Nach dieser Zeit fand ich mich in meiner Rolle als Mutter nur selten konfrontiert mit HIV, zuletzt aber in einer Situation, die wir nach einer Imp-
fung erlebten. Unser mittlerweile Kleinkind von zwei Jahren hatte einen
Termin bei einem Kinderarzt am Klinikum. Nachdem geklärt war, dass
unser Kind gesund ist und keine weitere Untersuchung mehr nötig sein
wird, kam der Mediziner auf das Thema HIV zu sprechen. Er bemerk-
te lehrerhaft, dass man heutzutage sehr gut mit dem Virus leben kann,
wenn man bestimmte Dinge beachtet wie z.b. nicht dieselbe Zahnbürste zu benutzen etc. Ich schaute ihn verdutzt an und überlegte kurz, ob
ich eine Diskussion anfangen möchte. Mein Kind spielte in der Ecke des
Arztzimmers mit den Bauklötzen und ich entschied mich, kurz auf den
derzeitigen Stand des medizinischen Wissens zu verweisen. Ich erklärte
ihm, dass eine HIV-positive Person unter erfolgreicher antiretroviraler
Therapie nicht ansteckend für andere ist. Selbstverständlich könnte man
demzufolge auch dieselbe Zahnbürste benutzen, wenn man so möchte.
Ich war erstaunt, dass mir schon wieder ein gestandener Arzt begegnete,
der scheinbar nicht mit den modernen Erkenntnissen in Bezug auf HIV
vertraut ist und zudem noch veraltete Vorstellungen weiterträgt.

Als HIV-Positive treffe ich gerade im medizinischen Umfeld immer wieder auf Kommentare, Bemerkungen und Ratschläge, die nicht der Realität entsprechen. Oft ist es ermüdend, sich solchen Gesprächen zu stellen
und die Diskussion zu suchen. Allerdings sehe ich mich erst recht dazu
aufgefordert, auch mal das Pflegepersonal oder die Ärztin auf ihren ver-
alteten und stereotypen Wissensstand hinzuweisen, wenn es um mein
Kind geht. Bitte bedenken Sie einmal an dieser Stelle, was es bedeutet,
wenn eine HIV-positive Person von medizinischem Personal regelmäßig
das Gefühl vermittelt bekommt, hochgradig infektiös zu sein. Termine
bei manchen Ärzt_innen (oftmals Zahnärzt_innen) werden zum Ende

des Arbeitstages vergeben, damit danach die Praxis besonders gründlich gereinigt werden kann. Ich hoffe, dass mein Kind solche Situationen niemals bewusst miterleben wird. Die Mama ist zum Glück in Bezug auf ihre HIV-Infektion eine gefestigte Patientin – ich möchte mir nicht ausmalen, wie es anderen Müttern ergeht, die sich durch ihre Erkrankung selbst stark verurteilen und dieses schlechte Gefühl zusätzlich durch Einwirkung von außen verstärkt wird. Durch mein Engagement im Bereich HIV kann ich meine eigenen Erfahrungen weitergeben. Ich hoffe dadurch das Wissen meiner Mitstreiter_innen zu verbessern und sie somit selbstbewusster zu machen. Jede Diskussion, die geführt wird, ist in meinen Augen hilfreich für die Zukunft von HIV und den Umgang mit positiven Menschen. Daher wähle ich je nach Tagesform gerne die Konfrontation.

Wenn ich nun aber meinen Hut als Mutter trage, muss ich anders denken und nehme mich oftmals in meinem Streben nach Verbesserung zurück. Ich bin ratlos, wie ich mit meinem Kind darüber reden werde, wenn es versteht, was HIV für eine Krankheit ist. Ich habe keine Angst davor, einmal ›richtig‹ krank zu werden, da ich ansonsten nichts von meiner chronischen Erkrankung merke. Ich verstehe sogar ein wenig, dass Verschwörungstheoretiker_innen glauben können, dass ein_e Ärzt_in einem vermeintlich nur einredet krank zu sein, da man sehr lange ohne Behandlung auch ohne Befunde leben kann. Trotzdem distanziere ich mich klaren Kopfes von dieser Theorie. Angst habe ich vielmehr davor, dass mein Kind von Stigmatisierung und Ablehnung betroffen sein wird. Schon jetzt erlebt es mit, wie seine Mama täglich Medizin einnehmen muss und ich sage eher hilflos, dass es die Tabletten niemals in die Hände nehmen darf. Auch habe ich Angst davor, dass mein Kind auf die Idee kommen könnte, die bunten Pillen in den Mund zu nehmen, weil sie wie Smarties aussehen.

Mein Partner und ich hatten uns vor der Geburt unseres Kindes für die medikamentöse Behandlung entschieden – aus freien Stücken – weil wir den Wunsch hatten, ein Kind auf natürlichem Wege zu bekommen. Bis heute bereue ich diese Entscheidung nicht, es war eine unegoistische Entscheidung für die Zukunft unserer Familie. Ich hoffe, dass ich noch sehr lange meinem Kind eine Mama sein kann und dass ich eine Lösung für meine bevorstehenden Herausforderungen finden werde. Bis dahin bleibe ich die Person, die ich bin, mit meinen zahlreichen Rollen und unterschiedlichen Funktionen im Leben – es kann nämlich sehr schön sein, wenn man weiß, was es einem wert ist.

5. Normierung und Stigmatisierung von (kranken) Körpern

Stigmatisierung kann dazu führen, dass Menschen sich ausgeschlossen und nicht mehr wertgeschätzt fühlen. Gleichzeitig kann das Mutter-Werden zu einer Aufwertung des eigenen Selbstwertgefühles führen. Beide Phänomene weisen darauf hin, dass Identität ein möglicher Startpunkt für die Betrachtung von Stigmatisierung und Normierung sein kann. Aber was ist Identität eigentlich? Ist es das, was im eigenen Ausweis steht? Oder das, was auf einem Facebook-Profil zu lesen ist? Oder ist es so etwas wie die Beziehung zur eigenen Mutter, oder vielleicht gerade wie diese sich in der Beziehung zum eigenen Kind unterscheidet?

Identität

HIV bedeutet häufig eine Form des Doppellebens. Es bedeutet zu überlegen, wem man von der Diagnose erzählt und wem nicht. Es bedeutet, sich Geschichten auszudenken, um Termine bei Ärzt_innen zu begründen und den eigenen Kindern die Medikamente zu erklären. Man könnte jetzt einräumen, dass alle Menschen in unterschiedlichen Situationen und Beziehungen unterschiedliche Rollen einnehmen, unterschiedliche Geschichten von sich erzählen. Warum wird aber im Kontext von HIV oft von einem Doppelleben gesprochen? Entscheiden wir nicht alle ständig darüber, in welchen Situationen wir etwas von uns preisgeben, welche Geschichten wir über uns erzählen? Das Konzept *Translocational Positionality* (translokale Positionierung) (Anthias 2008) versucht Identität als etwas zu beschreiben, was stets im Wandel ist und sich einer Eindeutigkeit entzieht. Wer wir sind und als wer wir wahrgenommen werden ist vielfältiger als einfach nur Frau oder Mann, gesund oder krank. Identität ist weder fix noch eindeutig. Außerdem betont das Konzept unseren eigenen Anteil bei der Herstellung unserer Identität. In dem wir uns in Beziehung zur Welt setzen, in dem wir leben, stellen wir unsere Identität immer wieder her (vgl. ebd., 15). Mit dieser Erkenntnis lässt sich nicht von weiblichen Erfahrungen als solche sprechen, denn diese Erfahrungen sind nie nur weiblich. Sie sind bedingt durch eine Vielzahl und Gleichzeitigkeit an gesellschaftlichen Positionen und Erfahrungen, die jede Person einnimmt und macht[9]. Und doch glaube ich, dass es besondere Anforderungen im Fall von HIV-spezifischer Stigmatisierung an positive Mütter gibt, sowohl auf Grund des Mutter-Seins als auch auf Grund der gesellschaftlichen Stigmatisierung und Ausgrenzung.

Identität funktioniert immer auch über Ausschluss und Differenz (vgl. Hark 1999, 18), Frau-Sein funktioniert eben so wenig ohne die Vorstellung vom Mann-Sein, wie Gesund-sein ohne eine Vorstellung von einem kranken Körper funktioniert. Was aber als krank und was als typisch weiblich verstanden wird, hängt von gesellschaftlichen Vorstellungen und Kategorien ab, die zu einem bestimmten Zeitpunkt in einer Gesellschaft wirkmächtig sind. Subjektwerden bedeutet unter solchen Bedingungen ein Ins-Leben-Rufen einer bestimmten Vorstellungen von Frau oder Behinderter, es bedeutet aber auch das Anerkannt-Werden und das Sich-Selbst-Erkennen-Können als handlungsfähige Person und als Teil einer größeren Gemeinschaft, sei es Familie, Paarbeziehung, Nation, Szene oder Geschlechtsidentität (vgl. Chinn 2011, 119). Somit vereint Identität immer Momente der Festsetzung und Beschneidung von Ausdrucks- und Handlungsfreiheit, aber auch Momente der Identifikation mit einer Vorstellung von Frau oder Behinderung, die auch Zugehörigkeit und Halt geben kann. Damit

---

9   Dies ist auch eine Grundüberzeugung von intersektionalen Feminismen. Dazu mehr ab Seite 54.

Menschen sozial anerkannt werden, müssen sie zu einem gewissen Maße den gesellschaftlichen Vorstellungen von Identitäten entsprechen, sie müssen irgendwie in die Kategorien passen. Wer dominanten Vorstellungen nicht entspricht, wer abweicht von der Norm, sei es in Bezug auf das eigene Mutter-Sein, Frau-Sein, oder in Bezug auf den eigenen Körper, muss mit gesellschaftlicher Sanktionierung rechnen (vgl. Meissner 2008, 2). Diese Sanktionierung kann in Form von Stigmatisierung und gesellschaftlicher Abwertung stattfinden. Das Sprechen von einer solchen sanktionierten Position heraus wird nach Rancière zu Lärm erklärt (vgl. Rancière 2002, 62), kulturelle Praktiken und gesellschaftliche Kräfteverhältnisse führen dazu, dass solche Stimmen kaum wahrgenommen werden.

Identität ist keine monolithische, klar abgrenzbare, unveränderbare Form des Seins. Es ist mehr als das, was mir bei Geburt zugewiesen oder durch meine Erziehung antrainiert wurde. Es ist vielmehr ein permanentes Bestreben, ein fortlaufendes Werden. Es ist ein Mosaik, zusammengesetzt aus ganz unterschiedlichen Vorstellungen und Praktiken, aus kulturellen Anforderungen an mich und individuellen Strategien, mit diesen umzugehen. Simone de Beauvoir schrieb schon 1949 in ihrem Buch ›Das andere Geschlecht‹ »Man kommt nicht als Frau zur Welt, man wird es« (de Beauvior 2005: 334). Identität ist also eine Markierung einer sozialen Position (vgl. Hark 1999, 176). Es ist ein Versuch der Identifizierung mit etwas, der notwendig zum (Über-)Leben und gleichzeitig zum Scheitern verurteilt ist.

»Wenn der *Stoff*, aus dem Identität gewebt ist, im Imaginären angesiedelt ist, heißt das letztendlich, daß Identitäten *fiktiv* sind, Effekt komplexer Narrationen, mit denen Individuen und Kollektive sich politisch, historisch und kulturell situieren: Identitäten sind *cover stories* (Stuart Hall), das kontingente Ergebnis des komplexen Gewebes aus Geschichten von Herrschaft, Unterwerfung und Widerstand.« (Hark 1999, 65, Hervorh. i. O.)

Um also zu verstehen, wie bestimmte Identitäten hervorgebracht werden, müssen wir deren cover stories, also die Schein- oder Täuschungsmomente von Identität, verstehen. Durch die permanente Artikulation und Reartikulation von Identitäten, also zum Beispiel durch die gelebte Praxis von zwei Geschlechtern und der Einteilung in gesund und krank, sedimentieren sich bestimmte Wissensbestände in der Gesellschaft. Bestimmte Identitäten verfestigen sich, gewinnen den Anschein von natürlicher Gegebenheit. Andere Identitäten wiederum werden unsichtbar gemacht, manche sogar verunmöglicht. Man fängt folglich an daran zu glauben, dass es wirklich nur zwei Geschlechter gibt und man körperliche Zustände eindeutig in normal und krank unterscheiden kann. Die scheinbare Stabilität von Identitäten (wie zum Beispiel Frau, Mutter, Behinderte, Kranke) suggeriert eine Natürlichkeit von Identität, die eingebettet in dominante Diskurse um Weiblichkeit, Mutterschaft oder Behinderung verstärkt wird. Die Einsicht aber, dass Identitäten wie Frau, behindert oder krank nicht klar abgrenzbar und losgelöst von normativen Vorstellungen existieren, kann dazu führen, dass wir die Vielfältigkeit von Leben besser anerkennen können. Wir können Platz machen für ganz unterschiedliche Bedeutungen von Mutter, Frau und krank und somit mehr Menschen die Möglichkeit für positiven Selbstbezug geben. Identitäten sind instabil. Genau in dieser Instabilität liegen ihre Brüchigkeit und Offenheit und damit auch die Möglichkeit einer Umdeutung und Neubesetzung altbekannter Kategorien. Diese Umdeutungen und Neubesetzungen von Identitäten und Kategorien und die Unsicherheiten in Bezug auf das eigene Mutter-Sein oder Krank-Sein kann Ausgangspunkt für eine Utopie sein, in der Menschen freier und selbstbestimmter leben können.

Stigma

> »Intersektionalität hilft zu verstehen, wie die unterschiedlichen Ebenen von Stigma vom sozialen in den individuellen Bereich hineinwirken. Dadurch entstehen sich überschneidende soziale Identitäten. Zudem betont Intersektionalität die Bedeutung von Machtbeziehungen bei der Strukturierung von sozialen Ungleichheiten.« (Campbell et al. 2009, 5; eigene Übersetzung)

Stigma bedeutet nach Erving Goffman einer Person zugeschriebene Eigenschaften, »die zutiefst diskreditierend« (Goffman 1980, 11) sind, dies aber nicht aus der Person an sich heraus begründbar ist, sondern »einer Begriffssprache von Relationen, nicht von Eigenschaften bedarf« (ebd.). Stigmatisierungen sind also immer kulturell eingebettet. Sie beinhalten eine Konstruktion von Devianz, die Stereotypisierung und Diskriminierung bedeutet. Gleichzeitig konstituiert sich Stigma immer im Verhältnis zu gesellschaftlichen Normen und diese wiederum werden durch das Wirken von Stigmatisierungen aufrechterhalten. Beschädigte Identität (spoiled identity) nennt Goffman es, wenn Individuen den normativen Erwartungen der Gesellschaft nicht gerecht werden können und es zu einer Diskrepanz zwischen erwünschter und tatsächlicher Identität kommt (vgl. ebd.). Dabei ist wichtig, dass mit tatsächlicher Identität nicht eine dem Individuum immanente, wahre Identität gemeint ist, sondern lediglich eine in einem bestimmten Moment gesellschaftlich wahrgenommene Identität. In ihrem Buch ›Damaged Identities, Narrative Repair‹ (vgl. Lindemann Nelson 2001) erweitert Hilde Lindemann Nelson das Konzept von Beschädigter Identität und schreibt dazu:

> »Meine Handlungsfreiheit ist abhängig von der Anerkennung Anderer. [...] Sie ist aber auch davon abhängig, wie ich meine eige-

nen Handlungen bewerte.« (Lindemann Nelson 2001, 69f; eigene Übersetzung)

Wenn also die gesellschaftliche Anerkennung durch Stigmatisierung eingeschränkt ist oder ganz verwehrt wird, ist auch die individuelle Handlungsfähigkeit eingeschränkt. Somit hat Stigmatisierung sowohl Einfluss auf die Selbstwahrnehmung als auch auf die gesellschaftliche Position. Das Individuum wird sowohl von sich selbst, auch also von gesellschaftlicher Akzeptanz isoliert (vgl. Alonzo und Reynolds 1995, 304).

»Stigmatisierte Menschen haben auf Grund von Armut und symbolischer Formen chronischer Marginalisierung oft stark marginalisierte soziale Identitäten und begrenzte Handlungsspielräume. Um sich Stigmatisierung zu widersetzen ist es wichtig, dass Menschen sich als kompetente soziale Akteure verstehen, die die Möglichkeit haben, den Auswirkungen von Marginalisierung standzuhalten, oder gar die zu Grunde liegenden Ursachen zu verändern.« (Campbell et al. 2009, 2)

Im Anschluss an Catherine Campbell et al. lässt sich danach fragen, wie es positive Frauen schaffen, unter Stigmatisierungserfahrungen Handlungsfähigkeit und gesellschaftliche Anerkennung (wieder) zu erlangen. Viele positive Frauen haben HIV-spezifische Stigmatisierung internalisiert und trauen es sich nicht zu, gute Mütter zu sein (vgl. Tallis 2012, 21). Für Vicci Tallis besteht HIV und Aids aus drei Epidemien: Der HIV- Epidemie, der Aids-Epidemie und der Epidemie von Stigma und Vorurteil. Die dritte Epidemie verlagert sich vom medizinischen in den gesellschaftlichen Bereich und ist durch Verleugnung, Schuld, Stigmatisierung, Diskriminierung, Ausschluss und Vorurteile gekennzeichnet. Dass wiederum hat schwerwiegende negative Auswirkungen auf den Zugang zu Informationen, Prävention, würdevoller Behandlung etc. (vgl. ebd.).

Neben einer kritischen Auseinandersetzung mit Heteronormativität und Sexismus hilft auch ein Ableismus-kritischer Ansatz zum Verständnis der Situation von HIV-positiven Müttern. So gelten Menschen, die von bestimmten Körpernormen abweichen, als behindert und unvollständig (vgl. Waldschmidt 2010, 14). Diese Abwertung führt oft zu Stigmatisierung bestimmter als behindert geltender Menschen. Die Differenzlinie behindert/nicht behindert erweist sich nach wie vor stark naturalisiert, denn im Gegensatz zu Geschlecht oder Sexualität wird Behinderung immer noch überwiegend als medizinisches Problem und Phänomen und nicht gleichsam als (verkörperte) Subjektivität verhandelt (vgl. Davis 2013, 7). Die vorwiegend medizinische Organisation von Behinderung verdeckt deren Konstruktionscharakter und lässt Behinderung als an unveränderbare körperliche und/oder seelische Zustände fixiert erscheinen (vgl. ebd., 6f).

Auch der gesellschaftliche Umgang mit chronischen Krankheiten kann mit einer Ableismus-kritischen Perspektive betrachtet werden (vgl. Wendell 2001; Wilson 2007; oder Shakespeare 1996). So kann auch HIV im Ableismus-kritischen Sinne[10] als eine Form von Behinderung verstanden werden, da eine Diagnose zu Stigmatisierung und einem Gefühl von Mangelhaftigkeit führen kann und positiven Menschen dadurch gesellschaftliche Teilhabe erschwert.

....

10 Ich möchte mich hier nicht dafür stark machen, HIV-Positive Menschen als Behinderte zu identifizieren. Vielmehr geht es mir darum, die gesellschaftliche Verantwortung für Stigmatisierung und Diskriminierung HIV-positiver Menschen und den Konstruktionscharakter der mit der Krankheit verbundenen Vorurteile mit Hilfe der Disability Studies anzuerkennen.

Die Behindertenrechtsbewegungen versuchen seit Jahrzehnten damit zu brechen, Behinderung als biologische Tatsache und damit als rein medizinisches Phänomen zu verstehen. Gleichzeitig werden Machtverhältnisse, die bestimmte (körperliche) Abweichungen aufwerten (wie beim Beispiel des Genies, oder des absoluten Gehörs) und andere abwerten (psychische Krankheiten wie Borderline, oder Depression, aber auch das Angewiesen-Sein auf eine Gehhilfe), in den Fokus genommen. Die Disability Studies als wissenschaftliche Disziplin greifen solche Perspektiven aus der politischen Praxis auf und bringen sie an die Universitäten. Ein Anliegen der Disability Studies ist die Offenlegung der historischen Bedingtheit von Vorstellungen von Krankheit und Behinderung und deren Funktion zur Aufrechterhaltung gesellschaftlicher Herrschaftsverhältnisse[11]. In den Diskursen um HIV spiegeln sich folglich neben dominanten Vorstellungen von Sexualität, Geschlecht, Arbeit und einem bürgerlichen Lebensstil auch normative Vorstellungen von Körpern und Leistungsvermögen wider. So dient die Abwertung von HIV und den damit imaginierten HIV-positiven Menschen zur Aufrechterhaltung und Aufwertung der eigenen Vorstellungen einer richtigen Sexualität, eines normalen Lebens und eines funktionierenden Körpers.

»Beim Thema AIDS geht es genau so sehr um die Kategorien innen/außen, wir/sie, unschuldig/schuldig, wie es um Viren und Gesundheitsversorgung geht. (Lather und Smithies 1997, xiv)

HIV ist nicht zuletzt deshalb auch ein sehr interessantes Beispiel, um Ableismus nachzuvollziehen, weil die Krankheit bei guter Therapie kaum

---

11 Eines der erschreckendsten Beispiele hierfür dürfte wohl die sogenannte Euthanasie im Nationalsozialismus in Deutschland zwischen 1933 und 1945 sein, aber auch die Pathologisierung und Medikalisierung von Frauen auf der Grundlage zweifelhafter Krankheitsbilder wie Hysterie bis ins 20. Jahrhundert (vgl. Mollow 2014).

Einfluss auf den Alltag von Positiven haben kann. Trotzdem sind sie, auf Grund der Stigmatisierung, stark beeinträchtigt davon. Die Einschränkung durch HIV lässt sich nicht mehr durch von der Norm abweichende Blutwerte oder Krankheitssymptome begründen, sondern nur noch über die mit HIV einhergehenden Vorurteile und Stigmatisierung (vgl. Berthold und Lange 2017, 13).

6. Von Rabenmüttern und Helikoptereltern

Mutterschaft ist ein gesellschaftlich stark umkämpftes Feld. Die Meinungen zu Geburt und Stillen, zu Ort, Länge und Methode des (Ein-)Schlafens, zu Autorität und eigenem Willen, zu Impfen und Medienkonsum sind unerschöpflich. Noch dazu scheinen alle Menschen eine Meinung dazu zu haben und viele scheuen sich nicht, diese immer wieder ungefragt kundzutun. Für Eltern und Menschen in Sorgebeziehungen bedeutet dies, sich immer wieder fragen zu müssen, ob sie sich richtig verhalten. Es scheint einen großen Rechtfertigungsdruck von Eltern zu geben, sowohl gegenüber sich selbst als auch gegenüber der Umwelt. Zwischen Helikoptereltern und Rabenmüttern, zwischen working mom und welfare queen scheint es jede Menge Platz zu geben für Urteile und Bewertungen. Schade eigentlich, dass dieser Platz nicht dafür da ist, Mutterschaft und Elternschaft so vielfältig zu leben wie Leben eben vielfältig ist. Wie eng die Vorstellungen davon sind, wer oder was eine gute Mutter ist, zeigt sich oft dort, wo das eigene Mutter-Sein von gesellschaftlichen und individuellen Erwartungen abweicht: in Positionen prekarisierter Mutterschaft.

Mutterschaft kann in Anlehnung an Eva Tolasch als eine »besondere vergeschlechtlichte Sorgebeziehungskonstruktion im Alltag« (Tolasch 2015, 44) verstanden werden. In diesem Sinne ist Mutterschaft nicht an biologische Bedingungen geknüpft, sondern an gesellschaftliche Positionierungen. So kann auch Angela Merkel als ›Mutti‹ bezeichnet werden (vgl. Raether 2017) und ›bemuttern‹ als negative Beschreibung für eine grenzüberschreitende, zwischenmenschliche Beziehung benutzt werden. Die Vorstellungen davon, wer und was alles als Mutter gemeint ist, sind also sehr divers. Schließlich ist Mutterschaft kein ontologisches Phänomen, sondern eine Summe von Praktiken, die sich in Gesellschaft einschreiben und damit Mutterschaft zu einer gesellschaftlichen Institution und sozialen Ordnungskategorie machen[12]. Diese Ordnungskategorie wirkt auf gesellschaftliche Vorstellungen, Emotionen und Handlungen ein und setzt dadurch einen Rahmen dafür, wer als gute Mutter gilt und wer nicht. (vgl. Tolasch 2015, 80).

Das Konglomerat an Praktiken die Mutterschaft konstituieren, kann in Anlehnung an das Konzept *doing gender* von Candace West und Don H. Zimmerman (vgl. West und Zimmerman 1987) als *doing motherhood* verstanden werden (vgl. Garey 1999). *Doing motherhood* beschreibt die vielen verschiedenen Handlungen im Alltag, die Mutterschaft nicht nur sichtbar machen, sondern als Identität auch erst herstellen. Somit ist Mutterschaft nicht an Verwandtschaftsbeziehungen geknüpft, sondern lässt sich in alltäglichen Handlungen erkennen, die von einer Gesellschaft zu einem bestimmten Zeitpunkt mit Mutterschaft assoziiert werden. *Doing motherhood* lässt Mutter-Sein als ganz natürlich erscheinen. Damit werden die verschiedenen, sich oft auch widersprechenden Anforderungen an diese Rolle und die Anstrengungen, die damit verbunden sind, unsichtbar gemacht (vgl. ebd., 26).

»Wir sollten darüber sprechen, wie Frauen ihr Verhalten als Mutter in Beziehung zu einer Vielzahl an Erwartungen herstellen, die mit Mutterschaft als sozialer Position assoziiert werden.« (ebd.; eigene Übersetzung)

----

12   Gleichzeitig bin ich mir bewusst, dass ich mich nicht gänzlich von einer ontologischen Vorstellung von Mutterschaft befreien kann, wenn ich zum Beispiel in meinem Interviewaufruf Mütter anspreche, ohne zu erklären, wen ich damit eigentlich meine.

Das eigene Mutter-Sein ist ein permanentes Sich-In-Beziehung setzen zu gesellschaftlichen Vorstellungen von Mutterschaft, ein permanenter individueller Aushandlungsprozess. In diesen Aushandlungen können jedoch Freiräume zur Umdeutung und Neubesetzung von Mutterschaftsidealen entstehen (vgl. König und Wojahn 2017, 97). Auch das bewusste Entscheiden gegen bestimmte Mutterschafts-Trends erfolgt immer in Abgrenzung zu diesen Idealen. Mutterschaft ist also auch eine Position, von der aus Widerstandskämpfe gegen gesellschaftliche Normen stattfinden können und ein Ort, an dem widerständige Praktiken sichtbar werden können.

Diskurse um gute Mutterschaft können als die Summe gesellschaftlicher Praktiken verstanden werden, die bestimmte Mutterrollen als sozial anerkannt und normativ gut erscheinen lassen, andere abwerten und marginalisieren und somit bestimmte Wahrheiten zum Thema Mutterschaft produzieren (vgl. Bublitz et al. 1999, 11). Betrachtet man den historischen Wandel von Mutterbildern, fällt allerdings auf, wie zeit- und kontextabhängig sie sind. Die gesellschaftliche Bewertung des Stillens beispielsweise hat in den letzten 100 Jahren in Deutschland sehr unterschiedliche Konjunkturen erlebt. So war Stillen während des Nationalsozialismus gefordert und gesellschaftlich sehr hoch angesehen (vgl. Rose und Steinbeck 2015, 102). Bis in die 1970er wiederum kam Stillen sowohl in der DDR als auch in der BRD zunehmend aus der Mode. Erst in letzter Zeit lässt sich wieder eine gesellschaftliche Aufforderung an Mütter feststellen, ihre Kinder zu stillen (vgl. ebd.). Auch die Frage nach der richtigen Geburtsmethode ist ein stark umkämpftes Feld. Während auf allen Informationsveranstaltungen von Berliner Entbindungsstationen, auf denen ich war, die vaginale Geburt als normale Geburt besprochen wurde, gibt es gleichzeitig einen Trend zu mehr Kaiserschnitten (vgl. Statistisches

Bundesamt 2017). Vielleicht erleben wir also bald eine Verschiebung der Bedeutung von normaler Geburt.

In aktuellen wissenschaftlichen Arbeiten zu Mutterschaft lassen sich vor allem zwei Merkmale spätkapitalistischer Mutterideale ausmachen. Zum einen wird eine Pluralisierung von Mutterbildern und damit einhergehend von sozial anerkannten Mutterrollen attestiert (vgl. Speck 2014, 247; Phoenix und Woollett 1991, 13; Villa und Thiessen 2010). Zum anderen wird von einer großen Kluft zwischen gesellschaftlichen Anforderungen an Mütter und ihren individuellen Ressourcen und Handlungen gesprochen (vgl. Tolasch 2015, 70; Villa und Thiessen 2010; oder Woodward 1997, 241). Im Sinne einer zunehmenden neoliberalen Ökonomisierung des Sozialen werden marktwirtschaftliche Anforderungen an alle Familienmitglieder gestellt. Das bedeutet, dass Mütter zunehmend erwerbstätig werden, der Hauptteil der Sorgearbeit aber weiterhin bei ihnen liegt (vgl. Villa und Thiessen 2010).

Für Angela McRobbie ist das neoliberale Mutterbild durch eine karriereorientierte Mutter geprägt, die Lohnarbeit und Kinder miteinander vereinbart (vgl. McRobbie 2014). Sie ist pflichtbewusst sowohl ihrer Erwerbs- als auch ihrer Sorgearbeit gegenüber und setzt alles daran, sowohl eine gute Mutter als auch erfolgreich im Beruf zu sein (vgl. ebd., 167ff). Sie steht damit permanent unter Legitimationszwang, sich sowohl genug in ihrer Lohnarbeit zu engagieren als auch immer für ihre Kinder da zu sein. Häufig gehen solche Mutterbilder allerdings von einer weißen Mittelschichtsfrau aus und grenzen sich damit bewusst von einer imaginierten Unterschicht ab, die von Sozialhilfe lebt, viele Kinder von verschiedenen Männern hat, alleinerziehend ist oder wenig Wert auf ihr Äußeres legt (vgl. ebd.). Solche Abgrenzungen zu etwas gesellschaftlich nicht Erwünschtem werden auch Othering genannt (other = anders). Auch lesbische oder queere Elternschaft findet bisher wenig Eingang in Diskurse um Mutterschaft. Zwar stellt McRobbie ihre Überlegungen für einen britischen Kontext auf, ähnliche Diagnosen zur Verquickung von Neoliberalismus, Rassismus, Heteronormativität und Klassismus in aktuellen Mutterbildern gibt es aber auch für Deutschland (vgl. Villa und Thiessen 2010; oder Speck 2014). Paula-Irene Villa und Barbara Thiessen machen beispielsweise für den deutschen Kontext zwei dominante Mutterleitbilder der letzten Jahre aus. So gibt es die aufopfernde Mutter, die alles für ihre Kinder tut und die allein schon qua ihres Frau-Seins eine gute Mutter ist (vgl. Villa und Thiessen 2010). Auf der anderen Seite gib es die Karrierefrau, die ihre Kinder ähnlich wie ihren Job organisiert und dabei in beiden Sphären gleichermaßen erfolgreich ist (vgl. ebd.).

Mutterschaft wird aber trotz steigender Erwerbstätigkeit von Müttern, zunehmender staatlicher Programme zur Vereinbarkeit von Familie und Beruf (vgl. Bundesministerium für Familie, Senioren Frauen und Jugend o.J.) und partnerschaftlicher Bemühungen um gleichverteilte Sorgearbeit (vgl. Peukert 2015), immer noch als »Schlüsselerfahrung von Weiblichkeit« (Dreßler 2017, 109f) verstanden. Als Idee wird Mutterschaft einerseits romantisiert, es wird als oberstes physisches und emotionales weibliches Begehren stilisiert (vgl. Phoenix und Woollett 1991, 13). Andererseits erfährt Sorgearbeit nicht im selben Maße Anerkennung (weder immateriell noch materiell) wie Lohnarbeit (vgl. ebd.). Der Mythos Mutterliebe, also die Vorstellung, dass eine Mutter von Natur aus eine engere Bindung zu ihrem Kind hat als ein Vater, ist immer noch sehr wirkmächtig (vgl. Diabaté 2015, 3). Dies zeigt sich auch darin, dass sich Mütter häufig als die kompetenteren Eltern verstehen (*maternal gatekeeping*) (vgl. ebd.:1; oder Peukert 2015).

Ein weiterer Aspekt der Mutterschaftsdiskurse zielt auf die Körper von Müttern ab. So legt McRobbie dar, dass besonders in Boulevardmedien Mütter häufig über ihre post- und pränatalen Körper kommentiert werden. Weiblichkeit wird stark über sexualisierte Körpernormen definiert (vgl. McRobbie 2014, 177) und gleiches scheint auch für die Körper von Müttern zu gelten.

Diese Bilder vermitteln, wie Mütter ungeachtet ihrer Sorgetätigkeit an bestimmten Schönheitsidealen gemessen werden. Der Körper, der durch die Geburt und Sorge eines Kindes viel leisten muss, hat gleichzeitig immer noch schön und schlank und fit zu sein (vgl. ebd., 179). Dennoch kann ein Körper, der ein Kind zur Welt gebracht hat, gerade dadurch auch eine enorme Aufwertung erfahren. Für Menschen mit chronischen Krankheiten kann diese Neubesetzung des eigenen Körpers bestärkend wirken. Erst stand der eigene Körper vor allem im Zentrum medizinischen Interesses, um seine vermeintlichen Fehlfunktionen auszugleichen (vgl. Grue und Lærum 2002, 676). Durch eine Schwangerschaft und Geburt können betroffene Menschen das Gefühl (zurück) erlangen, (körperlich) sehr viel leisten zu können und damit ein positiveres Körper- und Selbstbild entwickeln. Gleichermaßen kann auch die Verortung marginalisierter Menschen im Mutterschaftsdiskurs zu einer Aufwertung der eigenen Geschlechtsidentität als Frau führen und damit mehr Partizipationsmöglichkeiten bedeuten (vgl. ebd.).

»Wenn im Kontext von Krankheiten andere Kategorien zur Identifikation wie beispielsweise Arbeit gefährdet sind, können wichtige Identitätskategorie wie Mutterschaft an Bedeutung gewinnen.« (Wilson 2007, 622; eigene Übersetzung)

Mutterschaft kann also zu einem zentralen Bezugspunkt für Identitätsbildung werden (vgl. ebd.). Allerdings wird marginalisierten Frauen eine sozial anerkannte Rolle in Mutterschaftsdiskursen erschwert. So zeigen verschiedene Studien, wie Frauen mit Behinderungen darum kämpfen müssen, gesellschaftlich als gute Mütter anerkannt zu werden (vgl. Pousada García et al. 2015; Wilson 2007; oder Grue und Lærum 2002). Es wird ihnen oft unterstellt, zu sehr auf fremde Hilfe angewiesen zu sein, als dass sie selbst in der Lage seien, Sorgearbeit für Andere leisten zu können (vgl. Grue und Lærum 2002, 673).

Ähnliche Phänomene lassen sich auch in Bezug auf Mütter mit chronischen Krankheiten ausmachen, denn auch sie haben eine marginalisierte Position innerhalb der Diskurse um gute Mutterschaft inne. Ihre Anerkennung als gute Mutter muss, im Gegensatz zu als gesund geltenden Müttern, härter erkämpft werden (vgl. ebd., 678).

Ein weiteres Beispiel für die vermeintliche Pluralität moderner Mutterbilder ist die wachsende Zahl an Ratgeberliteratur in Bezug auf Mutterschaft. Es gibt zwar immer mehr Informationsmaterial mit vielfältigen Vorstellungen von Geburtsort und -methode, Kindererziehung und mütterlichem Engagement (vgl. Woodward 1997, 241). Die persönlichen Erfahrungen, eigenen Zweifel und Frustrationen werden medial aber kaum wirksam (vgl. ebd.). Ausnahmen bilden hier Studien wie Orna Donaths ›#regretting motherhood: Wenn Mütter bereuen‹ (Donath 2016). Diese allerdings löste sofort heftige Kontroversen aus, in der die beschriebenen Reue-Gefühle der Mütter als »Mutteritis« (Mayer 2016) abgewertet wurden oder gefordert wurde, solche Mütter »direkt beim Jugendamt zu verpfeifen« (Reents 2016).

Dagegen schlägt Anita Ilta Garey *maternal visibility* (Sichtbarkeit von Mutterschaft) als Strategie vor, um in allen gesellschaftlichen Bereichen die pluralen Lebensrealitäten von Müttern sichtbar(er) zu machen (vgl. Garey 1999, 31). Die Sichtbarkeit von Mutterschaft kann also bedeuten, mehr Geschichten über Mütter zu erzählen, die nicht den weißen Mittelschichtsvorstellungen von cis*Mutterschaft entsprechen. Es kann aber auch bedeuten anzuerkennen, wie stark unsere Vorstellungen von guter Mutterschaft von neoliberalen, patriarchalen, ableistischen, rassistischen oder klassistischen Strukturen geprägt sind. Und diese Anerkennung kann ein erster wichtiger Schritt hin zu einer Entmoralisierung von Mutterschaft sein.

»Die eigene Sichtbarkeit als Mutter sicherzustellen ist eine Antwort auf einen omnipräsenten, prüfenden Blick – ein Blick der sich vor allem auf die Handlungen von Müttern *als Mütter* richtet.« (ebd., 31; Hervorh. i. O.; eigene Übersetzung)

Die Sichtbarkeit von Mutterschaft ist besonders dort notwendig, wo das eigene Mutter-Sein in Diskrepanz zu gesellschaftlich erwartetem Mutter-Sein steht. In Gareys Beispielen geht es dabei um lohnarbeitende Mütter zu einer Zeit, in der von Müttern noch erwartet wurde, sich ausschließlich um die Sorgearbeit zu kümmern (vgl. ebd.). Die Strategie kann aber meines Erachtens auch auf als behindert gelesene Mütter oder Mütter mit chronischen Krankheiten übertragen werden, denn auch bei ihnen wird das Gute-Mutter-Sein oft in Frage gestellt.

7. Wege zur Selbsthilfe: Neues Angebot für Mütter mit HIV in Berlin[13]

von Paula Haagen

Sich mit anderen treffen, über kleine und große Probleme zu sprechen und sich einfach nicht allein zu fühlen, ist für viele Frauen mit HIV wichtig. Doch gerade HIV-positive Mütter, Schwangere oder Frauen mit Kinderwunsch haben nicht immer die Möglichkeit, sich mit anderen Betroffenen auszutauschen. Aus diesem Grund hat sich in Berlin eine Selbsthilfegruppe für HIV-positive Mütter gegründet.

> »Ich fühlte mich hilflos, wusste nicht, was ich tun sollte. Ich brauchte dringend Hilfe, jemand, dem es ähnlich erging wie mir. Ich bekam meine Diagnose in der Schwangerschaft. Die erste Anlaufstelle war für mich die Aids-Hilfe. Dort bekam ich die Telefonnummer von einer Mutter, die ein ähnliches Schicksal teilte und zu diesem Zeitpunkt eine Selbsthilfegruppe gründete. Ich war froh, mit meinen Gedanken nicht mehr alleine zu sein.«

Der Weg zur Gründung

Scham und Scheu waren anfangs zu groß, um mich an die Aids-Hilfe zu wenden. Aber der Wunsch, mich mit ebenfalls betroffenen Frauen auszutauschen, war mindestens genauso groß und wuchs mit der Zeit. Jedoch fanden die existierenden Frauengesprächsgruppen zu familienunfreundlichen Stunden statt, so dass der Weg in die lokalen HIV/Aids-Beratungs-

---

13 Dieser Text erschien ursprünglich in: Dhiva: Das Magazin für Frauen zu Sexualität und Gesundheit, Nr. 72, September 2016, S. 10-11. Die hier abgedruckte Version enthält kleine Änderungen.

stellen zusätzlich erschwert wurde. Deshalb nahm ich Kontakt mit Sekis auf, der Selbsthilfekontakt- und Informationsstelle in Berlin. Sekis ist eine Anlaufstelle für Menschen mit gesundheitlichen Beeinträchtigungen, welche die Begegnung zu Gleichgesinnten suchen und sich in einer Selbsthilfegruppe austauschen möchten. Ich entschloss mich, selbst aktiv zu werden und eine eigene Selbsthilfegruppe zu gründen. Sie sollte besonders den Fokus auf die Situation von HIV-positiven Müttern, Schwangeren und positiven Frauen mit Kinderwunsch legen. SEKIS unterstützte mich umfassend bei der Gruppengründung. Es wurden Flyer erstellt und verteilt, und schon bald meldeten sich die ersten Interessentinnen aus Berlin und dem Umland. Ende 2015 gründeten wir offiziell unsere Gruppe.

»Während der zweiten Schwangerschaft erfuhr ich von dem Gruppenangebot und war sehr froh, dass die Gruppentreffen samstags stattfinden. Das ist eher selten. Andere Termine sind problematisch, wenn man wie ich in Vollzeit arbeitet und zwei Kinder hat. Da ich seit über 20 Jahren mit meinem positiven Testergebnis lebe, fand ich es sehr erfrischend, wieder neue Impulse zu erhalten.«

Was machen wir?

Als selbstorganisierte Gruppe von HIV-positiven Müttern ist es uns möglich, außerhalb der Aids-Hilfen in Berlin/Brandenburg in einem geschützten und neutralen Rahmen andere betroffene (werdende) Mütter und Frauen mit Kinderwunsch kennen zu lernen. Es herrscht eine lockere, respektvolle und sehr freundschaftliche Atmosphäre unter uns. Jede von uns bringt eine andere Persönlichkeit mit. Unabhängig von Alter, Herkunft oder Zeitpunkt der Diagnose bilden wir eine sehr bunte, selbstbestimmt arbeitende und lustige Gemeinschaft. Bei Tee und Kaffee sowie ein paar Snacks lässt sich gut über Themen reden, die uns beschäftigen. Die Themen sind vielseitig, teilweise sehr privat, manchmal wissenschaftlich angehaucht und nicht immer dreht sich alles um HIV.

»Ich erfuhr mit 23 Jahren von meiner Diagnose und ich dachte, damit wäre das Thema Kinder erledigt - obwohl es mein größter Wunsch blieb. Einige Jahre lang versuchte ich, mich nicht zu sehr damit zu befassen. Dann wurde ich schwanger und sah gleich nach ein paar Wochen den Aushang von der Selbsthilfegruppe. Dann erst wurde mir bewusst, wie viel Austauschbedarf ich hatte.«

Unser Anliegen ist es, dass sich jede einzelne Frau wohl und aufgehoben fühlt. Jede erzählt nur das, was sie preisgeben möchte. Alle Frauen verpflichten sich, vertraulich mit den Informationen und Gesprächsinhalten der Treffen umzugehen und die Privatsphäre der Teilnehmenden zu respektieren. Neben den monatlichen Gruppentreffen in Berlin nehmen einige Frauen auch an (bundesweiten) externen Treffen teil wie beim Netzwerk Frauen und Aids, gehen zu Vorträgen und Veranstaltungen der Aids-Hilfe oder nehmen an Kongressen und Tagungen teil. Eine Kinderbetreuung während der Gruppentreffen organisieren wir, wenn Teilnehmerinnen Bedarf signalisieren. Die Möglichkeit einer Betreuung für unsere Kinder ist wichtig, um eine kontinuierliche Teilnahme für alle Frauen sicherzustellen und ein offenes, ungestörtes Sprechen über sämtliche Themen zu ermöglichen. Damit auch unsere Partner und Kinder die Möglichkeit haben, auf Gleichgesinnte zu treffen, initiieren wir auch separate Treffen mit unseren Familien. Unterschiedliche Wege führten uns zusammen und wir sind glücklich, dass wir uns gefunden haben.

»Ich war glücklich, lebte seit vielen Jahren in einer festen Partnerschaft, hatte einen spannenden Job und einen großen Freundeskreis. Ich war bereit für ein Kind und es klappte: Ich wurde schwanger. Kurze Zeit nach dieser schönen Nachricht, wurde mein Leben auf den Kopf gestellt. Im Rahmen der Schwangerschaftsvorsorge erfuhr ich von meiner HIV-Infektion. Die Diagnose kam völlig unerwartet und war ein Schock. Mittlerweile habe ich meine Balance wiedererlangt und bin (wieder) glücklich - auch durch den Austausch mit anderen HIV-positiven Frauen.«

Hast du Interesse?

Du möchtest dich uns anschließen und dich auch endlich austauschen, nicht länger mit deinen Sorgen und Ängsten allein sein? Unsere Treffen finden einmal im Monat samstags am Vormittag bei Sekis in Berlin (Charlottenburg) statt. Unter den folgenden Daten kannst du jederzeit einen Kontakt zu Ricarda Raabe (Mitarbeiterin von Sekis) herstellen. Sie wird dich dann an uns weiterleiten und wir vereinbaren ein erstes Kennenlerngespräch unter vier Augen. Wir freuen uns über jede neue Mitstreiterin!

Kontakt:
Ricarda Raabe (Erstkontakt)
Tel.: (030) 890 285 38
Selbsthilfekontaktstelle
Charlottenburg-Wilmersdorf
Bismarkstr. 101, 10625 Berlin
E-Mail: raabe@sekis-berlin.de,
Internet: www.sekis.de

8. Begegnungen

Um Kontakt zu potenziellen Interviewpartner_innen zu finden, nehme ich an einem Vernetzungstreffen der Regionalgruppe Berlin/Brandenburg des Netzwerks Frauen & Aids teil, zu dem ich eingeladen wurde. An dem Treffen nehmen ca. 15 Menschen teil, die sich alle auf unterschiedliche Weise zum Thema HIV und Frauen engagieren. Anfangs fühle ich mich bei diesem Treffen sehr unwohl, denn ich kenne lediglich eine der Teilnehmer_innen. Dieses unwohle Gefühl verweist für mich auf eine Schwierigkeit feministischer Forschung: Mein Ausgangspunkt ist gekennzeichnet durch Ungleichheit und Machtgefälle. Eine HIV-negative Forscherin trifft eine HIV-positive Interviewpartnerin und produziert Wissen über ein ihr ›fremdes‹ Feld. Gleichzeitig soll meine Forschung emanzipativ und antinormativ sein. Wie geht das? Ich habe den Kontakt zu Frauen & Aids gesucht, weil ich zu diesem Thema forsche. Am Ende meines Projektes kann ich dennoch einfach wieder gehen. Nach dem Netzwerktreffen löst sich meine Anspannung, als zwei Frauen auf mich zukommen und mir positives Feedback zu meinem Projekt geben, mich ermutigen. Die Fragen zum Umgang mit Hierarchien gerade in feministischer Forschung sind geblieben und ich hoffe, durch meine Forschung Wege zu finden, damit umzugehen. (Feldnotiz vom 18.10.2017)

Der Umgang mit Hierarchien und Autorität stellt feministisch-emanzipative Forschung vor mehrere Aufgaben: So ist der sukzessive Abbau von gesellschaftlichen Ungleichheitsverhältnissen Anspruch feministischer Bemühungen. Gleichzeitig sollte die Machtposition der forschenden Person, als derjenigen, die am Ende die Interpretationsarbeit leistet, reflektiert werden. Pamela Cotterill beschreibt diese Schwierigkeit, die auch in der Feldnotiz vom 18.10.2017 zum Ausdruck kommt, wie folgt:

>»Die letztendliche Verschiebung der Kräfteverhältnisse zwischen forschender und befragter Person geht zugunsten der forschenden Person, da sie diejenige ist, die irgendwann weggehen kann.« (Cotterill 1992, 604; eigene Übersetzung)

Ein sensibler Umgang mit Sprache, ein kollaborativer und nachhaltiger Austausch mit meinen Interviewpartnerinnen und die Erkenntnis, dass mein Blick auf die Welt abhängig ist von meinen Erfahrungen, Ressourcen und Privilegien, sind drei unterschiedliche und miteinander verwobene Strategien, um feministisch-emanzipativ zu forschen. Forschung ist dann emanzipativ und ermächtigend, wenn sie Erfahrungen ins Zentrum stellt, die von hegemonialen Vorstellungen abweichen. Dennoch bleibt auch feministisch informierte Wissenschaft zwangsläufig darin verhaftet, bestimmte Dinge eben nicht zu thematisieren und bestimmte Interessen und Neigungen der forschenden Person widerzuspiegeln – auch feministisches Wissen ist situiert (vgl. Opie 1992, 52). Feministische Wissenschaft ist nicht frei von Widersprüchen und Fehlern. Deshalb braucht es eine permanente Auseinandersetzung mit eigenen Vorannahmen und Vorurteilen: Was bedeutet es für meine Analyse, wenn eine HIV-positive Mutter mir von ihren Schwierigkeiten erzählt, eine geeignete Schule für ihre Tochter of Color[14] zu finden, wenn ich HIV-negativ bin und mir bei meinem Kind keine Sorgen um Rassismuserfahrungen machen muss? Wie kann ich vermeiden, meine eigenen Vorstellungen von guter Mutterschaft zu sehr in den Forschungsprozess einzuschreiben? Caroline Ra-

---

14 People of Color ist eine Selbstbezeichnung von Menschen mit Rassismuserfahrungen.

mazanoglu und Janet Holland geben in Bezug auf feministische Methodologie dazu folgenden Rat:

> »Im besten Fall kannst du so bewusst wie möglich damit umgehen, dass Interpretation eine Ausübung von Macht ist, dass deine Entscheidungen Konsequenzen haben und das du verantwortlich bist für deine Ergebnisse.« (Ramazanoglu und Holland 2002, 161; eigene Übersetzung)

Die eigene Fremdheit zu einem Forschungsthema bringt, neben den besprochenen Herausforderungen und Problemen, auch positive Effekte. Eine gewisse Distanz zum Thema kann dabei helfen, das eigene Alltagswissen weniger Einfluss auf die Interpretation anderer Erfahrungen haben zu lassen. Wenn ich wenig über das Leben HIV-positiver Menschen weiß, fällt es mit leichter, einfach zuzuhören und zu verstehen. In Bezug auf Mutterschaft habe ich eine ganze Fülle von Vorstellungen, Erfahrungen und Meinungen, die durch die Geschichten anderer Mütter auf unterschiedliche Weise bei mir angesprochen werden. Meine Aufgabe in Bezug auf Mutterschaft bestand also darin, mir das Thema zu etwas Neuem, Fremden und Ungewöhnlichen zu machen (vgl. Honer 2000, 197).

Eine solidarische Art der Interviewführung[15] kann es ermöglichen, einen sehr intimen Einblick in ein anderes Leben zu bekommen. Gleichzeitig besteht die Gefahr, durch eine vermeintliche Leidensgenossinenschaft in Bezug auf die Schwierigkeiten des Mutter-Seins, von einer Gleichheit und

---

15 Ich habe versucht, empathisch mit den Frauen zu sein, durch affirmative Reaktionen im Interview wie ›schön‹, ›das kann ich mir vorstellen‹, ›das kenn ich auch sehr gut‹ eine Atmosphäre zu schaffen, in der sich meine Interviewpartnerinnen wohl fühlen. Außerdem habe ich auch viel von mir erzählt, vom Forschungsprojekt und meinen Schwierigkeiten damit, aber auch von meinen Erfahrungen als Mutter.

Homogenität auszugehen, die den Blick auf die spezifische Erfahrung meines Gegenübers verkompliziert. Anstelle bei Themen wie Kita-Platz-Suche oder Schlafmangel auf die eigenen Erlebnisse zurückzugreifen und verständnisvoll zu nicken, sucht feministisch-emanzipative Forschung gerade nach der spezifischen Erfahrung im Erzählten. Zu einem ›Ja, das kann ich mir vorstellen‹ sollte also ein ›Aber wie genau hat sich das für dich angefühlt?‹ hinzukommen.

> »Was braucht es, damit das ›Leben in den Dingen‹, die zarten Stimmen und fehlenden Menschen, die ›unzureichend Informierten‹ und vorläufigen ›kollektiven Äußerungen‹ […] eine soziale Kraft werden und politischen Einfluss erhalten?«(Biehl und Locke 2010, 320; eigene Übersetzung)

Die Frage, wie eine Forschung es schafft, Dissonanzen und Zwischenräume, Marginalisiertes und Unerwünschtes von Lärm in Sprache umzuwandeln (vgl. Rancière 2002) und damit politisch handlungsfähig zu machen, ist für den Erfolg politischer Kämpfe von großer Bedeutung. Und welche Art von Erkenntnis kann dabei überhaupt generiert werden? Es geht vermutlich vor allem um die Suche nach den Besonderheiten individueller Erfahrungen im Kontext von bekannten oder allgemeinen Phänomenen (vgl. Ayres et al. 2003, 871).

Interviews verstehe ich nicht nur als Situationen, in denen erzählt wird, in denen Geschichten geteilt werden. Es sind immer auch Orte der Wissens- und Bedeutungsproduktion, es sind performative Praktiken, die ein bestimmtes Wissen um Mutterschaft (auch erst) hervorbringen. In dem Moment der Erzählung wird also immer auch die Bedeutung dessen, was erzählt wird (sowohl für die Erzählerin als auch für die Zuhörerin) neu ausgehandelt. Dieser Aushandlungsprozess von Bedeutung vollzieht sich dabei nicht nur in der Erzählerin. Als Interviewerin bin ich Teil dieser Praktiken, die Wissen und Bedeutung hervorbringen.

Die Interviews sind für mich eine Art Gespräch, in dem ich durch Impulse in Form von Fragen die interviewte Person dazu anleite, mir ihre Geschichte und ihre Deutungen von Ereignissen zu schildern. Da HIV immer noch gesellschaftlich stark tabuisiert ist und mir alle drei Frauen berichteten, dass sie sich nur bestimmten Menschen in ihrem Umfeld offenbaren[16], war es für mich eine Herausforderung, den richtigen Umgang mit HIV im Gespräch zu finden. Ich nenne die drei Frauen, mit denen ich Interviews geführt habe, Marie, Kerstin und Eva. Sie sind zwischen 29 und 43 Jahren alt. Zwei von ihnen leben in Berlin, die Dritte in einem Dorf in Nordrhein-Westfalen. Über eine Selbsthilfegruppe habe ich den Kontakt zu zwei der Frauen aufgebaut, die Dritte kenne ich über das Netzwerk Frauen & Aids. Alle drei Frauen haben meinen Interviewaufruf gelesen und sich daraufhin bei mir gemeldet. Sie haben entschieden, wo wir uns treffen, ob ich unser Interview aufzeichnen darf und wie sehr ihre biographischen Daten anonymisiert werden sollen.

---

16 Um zu beschreiben, wie positive Menschen ihrer Umwelt von ihrer Krankheit erzählen, habe ich bewusst nicht den Begriff des Outings benutzt, da er weiter an der Vorstellung von Norm und Abweichung festhält. So würde man gemeinhin nicht davon sprechen, sich als heterosexuell oder HIV-negativ zu outen. Ich spreche stattdessen von Offenlegung und Offenbarung, in dem Bewusstsein, dass auch diese Begriffe eine Konnotation von Norm und Abweichung mit sich bringen.

9. Überlegungen zu Mutterschaft und Weiblichkeit

Marie ist zum Zeitpunkt des Interviews 29 Jahre alt und hat einen drei-jährigen Sohn. Ein halbes Jahr nach seiner Geburt hatten sich Marie und ihr Freund getrennt, sie lebte mit ihrem Kind dann quasi alleinerziehend. Zwei Jahre später nahmen sie ihre Beziehung wieder auf. Marie ist gelernte Restaurantfachfrau, arbeitet zur Zeit des Interviews als Kellnerin und erzählte mir aber, dass sie kellnern eigentlich hasst und lieber etwas anderes machen würde. Als ich sie frage, wie anstrengend die Schichtarbeit gerade als Mutter sei, meint Marie, dass es schon irgendwie funktioniere. Trotzdem freut es mich, als sie mir Monate später schreibt, sie hätte jetzt eine neue Arbeit in einer Behörde. Zum Zeitpunkt des Interviews weiß Marie seit einem Jahr, dass sie HIV-positiv ist. Damit ist sie diejenige der Interviewpartnerinnen, die erst am kürzesten mit HIV lebt. Außerdem ist sie die einzige Interviewpartnerin, die erst nach der Geburt ihres Kindes von ihrer Diagnose erfuhr. Bei Marie waren schon kurz nach ihrer Infektion Aids-definierende Erkrankungen aufgetreten, so dass sie zur Zeit ihrer HIV-Diagnose so schwer krank war, dass sie nicht wusste, ob sie überleben würde. Sie berichtet mir von der langen Zeit, in der sie nicht wusste, was sie hatte. Sie wurde sehr lange nicht auf HIV getestet, und vermutet, dass es daran lag, dass sie nicht zur sogenannten Risikogruppe gehörte[17].

---

17 Seit langem fordern HIV-Aktivist_innen, wie die Gruppe Act Up ein Umdenken in Bezug auf sogenannte Risikogruppen bei HIV (The ACT UP/New York Women & AIDS Book Group 1994). Auch wissenschaftliche Arbeiten erkennen zunehmend die Notwendigkeit an, von Risikoverhalten, statt von Risikogruppen zu sprechen. Das Festhalten an einer Vorstellung von Risikogruppen und der damit einhergehenden Stereotypisierung von HIV-positiven Menschen birgt viele Gefahren. So kommt es häufig zu Spätdiagnosen, da Menschen, die den sogenannten Risikogruppen nicht entsprechen oft erst sehr spät auf HIV getestet werden und die Krankheit somit schon ein fortgeschrittenes Stadium erreichen kann.

Das Interview ist in mancherlei Hinsicht viel improvisierter als die anderen beiden. Wir sitzen in ihrem Wohnzimmer und ich habe keinen geeigneten Tisch, um meinen Leitfaden vor mich zu legen. Er liegt also zu meinen Füßen auf dem Boden, ab und zu schaue ich runter, aber ich fühle mich nicht gut dabei, denn ich habe das Gefühl, dabei jedes Mal irgendwie aus der Konversation auszusteigen. Deshalb nutze ich ihn weit weniger als bei den anderen Interviews, kann auch nicht so gut den Überblick darüber behalten, ob ich alle relevanten Fragen gestellt habe. Andererseits ist dies mein drittes Interview, ich habe nun schon etwas mehr Erfahrung und kann auf Erkenntnisse der anderen beiden Interviews zurückgreifen. Wir sprechen über HIV, über das Kinder-Kriegen und Mutter-Sein, aber auch über Familie und die Kita-Situation in Berlin. (Feldnotiz vom 12.01.2018)

9.1. »Jetzt will mich kein anderer Mann mehr haben«[18]

Im Interview mit Marie finde ich Hinweise darauf, welchen unterschiedlichen Ansprüchen sie sich sowohl als Frau, als auch als Mutter ausgesetzt fühlt. Ihre Selbstwahrnehmung als Frau scheint sehr davon abzuhängen, wie attraktiv sie sich fühlt und ob sie sich in der Lage und Stimmung danach fühlt, Dinge zu unternehmen, wie zum Beispiel tanzen zu gehen oder Alkohol zu trinken. Auch scheint die Attraktivität für Männer eine Quelle für ihre weibliche Identität zu sein. Marie erzählt, dass eine ihrer ersten Reaktionen auf ihre Diagnose die Angst davor war, nun keinen Mann mehr zu finden. Diese Aussage schreibt sich in eine heteronormative Logik ein. Heteronormative Gesellschaften sind wesentlich nach (monogamen) heterosexuellen Paarbeziehungen organisiert und ver-

18 Interview Marie 12.1.2018

stehen genau diese als zentrale Quelle für die Bestätigung der eigenen (Geschlechts)-Identität (vgl. Hartmann und Kleese 2007, 9ff).

»Jeder will ja irgendwie in einer Partnerschaft sein. Also man möchte ja nicht alleine sein« (Interview Marie 12.1.2018).

Im selben Maße wie Heterosexualität in heteronormativen Gesellschaften naturalisiert wird, schreibt sich »heterosexuelle Paarbildung als Ursprung und Grundlage aller Beziehungen« (Hartmann und Kleese 2007, 9) in die gesellschaftliche Ordnung ein. So ist die Existenz, oder zumindest der Wunsch nach einer romantischen, heterosexuellen Zweierbeziehung, Teil eines heteronormativen Begehrens und kann zu einer Aufwertung des individuellen Selbstbildes führen. Die Krankheit kann zu einer Gefahr für die eigene Weiblichkeit werden, wenn sie dazu führt, sich weniger wert zu fühlen. Über eine HIV-positive Freundin erzählt Marie, dass diese sich aus ihrer unglücklichen Beziehung nicht lösen kann, »weil sie das Gefühl hat, sie wird nie wieder einen Partner haben, weil sie einfach keine Frau mehr ist« (Interview Marie 12.1.2018).

»Also ich hatte das am Anfang sehr, weil man mir auch angesehen hat, dass ich krank war, dass ich krank bin. Und, ähm, ja, dieses.... Man ist mit so einem Makel belastet. Man kann jetzt einen Mann kennenlernen und da kann alles total toll sein, aber man hat dieses ›Aber ich muss dir da noch was sagen‹«. (ebd.)

Die mit HIV verbundene Stigmatisierung wirkt sich insofern auch auf die Körper aus, als dass die Krankheit auch als körperlicher Makel wahrgenommen wird. Der Umgang mit der eigenen Krankheit scheint zudem sehr überlagert zu sein von gesellschaftlichen Vorstellungen von unversehrten Körpern. Das Krank-Aussehen und das Sich-Krank-Fühlen wird somit zu einer Position außerhalb der Anforderungen sowohl an Weiblichkeit als auch an Mutterschaft. In der Aussage der Freundin von Marie lese ich Ängste in Bezug auf die durch HIV vermeintlich korrumpierte eigene Weiblichkeit. Diese Ängste haben vermutlich großen Einfluss darauf, wie diese Menschen ihre Beziehungen gestalten, sowohl jene mit sich selbst als auch mit anderen. Die gesellschaftlichen Vorstellungen von unversehrten Körpern und die negativen Bilder, mit denen HIV verknüpft ist, können die eigene Körperwahrnehmung von betroffenen Personen stark beeinflussen. Marie erzählt von ihren Erfahrungen damit und sie berichtet auch von Menschen aus ihrem Bekanntenkreis, die diese Erfahrung gemacht haben.

»Ich habe einen gewissen Ekel vor mir gehabt, für den ich mich dann aber auch wieder geschämt habe, weil ich gedacht habe, was ist denn daran eigentlich eklig?« (Interview Marie 12.1.2018)

Sie spricht sowohl über gesellschaftliche Anforderungen an sich und ihren Körper, als auch über Anforderungen, die sie in Bezug auf den eigenen Umgang mit diesen gesellschaftlichen Anforderungen an sich stellt. Hier kommt zum Ausdruck, wie gesellschaftliche Erwartungen von (weiblichen) Körpern die individuellen Erfahrungen in einer schweren Krankheitsphase beeinflussen. Nicht nur macht sich Marie sorgen darüber, wie sie aussieht. Sie muss gleichzeitig auch mit ihren negativen Gefühlen gegenüber ihrem Körper umgehen. Im Ausdruck von Scham wird deutlich, wie schwierig es ist, durch eine Situation zu manövrieren, in der gesellschaftliche Anforderungen an weibliche Körper wie Schlankheit, Schönheit und Attraktivität, aber eben auch ein positives Körperempfinden so wirksam sind: Du sollst begehrenswert sein und hegemonialen

Körpernormen entsprechen, aber wenn du es nicht bist, sollst du trotzdem einen positiven Selbstbezug zu dir haben. Zudem kann Scham auch als Ausdruck von internalisiertem Stigma verstanden werden, also eine schmerzhafte Verinnerlichung eines zugeschriebenen Mangels (vgl. Bennett et al. 2016, 88). Der Ekel, den Marie gegenüber sich selbst empfindet, lässt sich mehr durch die Stigmatisierung von HIV erklären, als durch die Krankheit an sich. So stellt sich die Frage, ob Menschen mit anderen chronischen oder übertragbaren Krankheiten wie Bluthochdruck oder Tuberkulose, ähnliche Erfahrungen von einem Ekel vor sich selbst machen.

Vielleicht lässt sich die spezifische Stigmatisierung von HIV auch dadurch begründen, dass HIV sexuell übertragbar ist, dadurch mit Sexualität assoziiert wird und die gesellschaftlichen Aushandlungen zu Sexualität noch immer stark von Tabuisierung und Ausschluss gekennzeichnet sind (Foucault 1993, 11). An einer weiteren Stelle im Interview erzählt Marie, wie sehr sie sich mit den Besonderheiten weiblicher Erfahrungen mit HIV allein gelassen fühlt – auch durch die Aids-Hilfe:

»Ich hatte Neurodermitis im ganzen Gesicht von der Chemo oder, ich weiß es nicht. Und damit hatte ich sehr große Probleme, weil ich gedacht habe, jetzt sehen mir alle an, dass ich krank bin. Und dann kam der [ein Mitarbeiter der Aids-Hilfe, Anm. I] und hat gesagt: ›Das kann man doch überschminken‹. Und ich dachte: ›Und das hilft mir jetzt, oder was?‹« (Interview Marie 12.1.2018)

Nicht so sehr die körperlichen Auswirkungen der Therapie und krankheitsbedingten physische Schmerzen werden hier thematisiert und sind Anlass für das Sich-Unwohl-Fühlen, sondern die Sorge davor, krank auszusehen und nicht mehr schön zu sein. Die Angst davor, als krank erkannt zu werden kann auf eine Angst verweisen, nicht mehr als vollwertige Frau und damit als vollwertiges Mitglied der heterosexuellen Norm anerkannt zu werden. Hier spielen sowohl Schönheitsnormen als auch ableistische Vorstellungen von körperlicher Unversehrtheit eine wichtige Rolle im Umgang mit HIV. Außerdem verweist die Aussage von Marie auf die Schwierigkeit, mit frauenspezifischen Problemen in der Aids-Hilfe Anschluss zu finden.

Marie erzählt weiter, dass sie das Gefühl des Ekels gegenüber sich selbst überwinden konnte, berichtet aber von Bekannten, »die sich gar nicht mehr wertvoll fühlen, weil sie das jetzt haben« (Interview Marie 12.1.2018). HIV kann negative Effekte auf das eigene Selbstwertgefühl haben, in dem es auch die eigene Geschlechterperformance in Frage stellt. Positive Frauen sind wohlmöglich auch in besonderem Maße davon betroffen, denn HIV kann spezifische Auswirkungen auf die Reproduktionsmöglichkeiten von Menschen haben. Neben der (heteronormativen) romantischen Paarbeziehung ist auch die Fähigkeit Kinder bekommen zu können und zu wollen konstitutiv für heteronormative Geschlechterpraxen. Gleichzeitig gibt es eine enge Verknüpfung von Weiblichkeit mit Reproduktionsfähigkeit (vgl. Dreßler 2017, 109f). Hegemoniale Reproduktionslogiken mit allem was dazu gehört (die Art der Befruchtung, die Entbindung, das Stillen, etc.) können durch eine HIV-Infektion in Gefahr geraten. Mutterschaft als wesentlicher Bestandteil weiblicher Geschlechterkonstruktion wird somit für HIV-positive Frauen prekarisiert, wenn die Krankheit ihre Reproduktionsfähigkeit in Gefahr bringt.

»Natürlich haben das bestimmt auch Männer....Also sicherlich. Aber Frauen nochmal anders. Und man hat ja auch so ein gewisses Bild von sich mit seiner Weiblichkeit, mit dem Stillen, mit dem

Schwanger-Sein, mit dem Kinderwunsch.... Also, da muss ich auch sagen, dass ich froh bin, dass es einfach aus anderen Gründen nicht geklappt hat mit dem Stillen, aber dass ich die Chance gehabt hätte zu stillen. Weil ich mir eigentlich sehr gewünscht habe zu stillen. Und jetzt, wenn man mir sagen würde: ›Nee du darfst nicht stillen, wegen den Medikamenten und das und das und das.‹ Das ist dann auch noch eine totale Einschränkung.« (Interview Marie 12.1.2018)

Hegemoniale Reproduktionslogiken werden hier an Hand der Aushandlungen ums Stillen deutlich. So steht beispielsweise auf jeder Packung industriell hergestellter Säuglingsmilch in Deutschland, dass Stillen das Beste für einen Säugling sei. Die WHO fordert sogar ein Verbot von Werbung für industrielle Säuglingsmilch (vgl. World Health Organization 2017). Solche expliziten einheitlichen Werberichtlinien gibt es sonst eher bei Tabak oder Alkohol. Kaum jemand würde auf die Idee kommen, zu fordern, auf Schokolade zu schreiben, dass Gemüse das gesündere Lebensmittel sei. Auch zitiert die WHO in ihrem *International Code of Marketing of Breast-Milk-Substitutes* (Internationaler Kodex zur Vermarktung von Muttermilch-Ersatzprodukten) Studien, wonach gestillte Kinder intelligenter seien und die weltweiten wirtschaftlichen Einbußen aufgrund der kognitiven Einschränkungen nicht-gestillter-Kinder sich auf 300 Milliarden US-Dollar belaufen (vgl. ebd., 5) – ein meines Erachtens nach hoch problematisches Argument. Wie wirkmächtig Stilldiskurse sind, zeigt sich auch daran, wie sehr das Stillen zu einer zentralen mütterlichen und damit auch weiblichen Erfahrung stilisiert wird. Dabei wird mit der Natürlichkeit des Stillens, wie auch mit einer idealisierten Vorstellung von Muttermilch und der durch das Stillen entstehenden Mutter-Kind-Bindung argumentiert (vgl. Ott und Seehaus 2010, 265). Traditionelle Geschlechterrollen werden so manifestiert und der Rückgriff auf solch ein Narrativ kann für Frauen eine Sicherung ihrer gesellschaftlichen Position, nämlich die der guten Mutter, bedeuten. HIV-positiven Müttern mit Zugang zu sauberem Trinkwasser und Flaschennahrung hingegen wird immer noch meist vom Stillen abgeraten (vgl. Vocks-Hauck 2016, 511)[19].

Stilldiskurse spielen also eine wichtige Rolle bei der Wahrnehmung des eigenen Mutter-Seins. Marie berichtet, wie gerne sie gestillt hätte und welche Schwierigkeiten sie damit hatte, sich vor Anderen für ihr Nicht-Stillen zu rechtfertigen. Die positive Bezugnahme auf das Stillen kann eine Einschreibung in dominante Geschlechtervorstellungen und Mutterbilder bedeuten und damit zu mehr sozialer Akzeptanz führen. HIV und der damit einhergehende medizinische Rat des Nicht-Stillens bedeutet dann eine Gefahr für die eigene Weiblichkeit, da es dem sehr wirkmächtigen mütterlichen Stillnormativ meist entgegensteht. Marie erzählt mir von einer Bekannten, die trotz HIV-Infektion stillt und in ihrer Erzählung davon meine ich Anerkennung gegenüber dieser Bekannten zu hören. Diese Anerkennung könnte als ein Wunsch verstanden werden, als normale Mutter anerkannt zu werden. Zudem findet sie es schade, »dass man das so versteckt« (Interview Marie 12.1.2018), im hegemonialen Stilldiskurs scheint noch kein Platz für HIV-positive (stillende) Mütter zu sein.

---

19 Siehe dazu auch den folgenden Beitrag von Harriet Langanke.

9.2. Undetectable = Untransmittable – Auch beim Stillen?[20]

von Harriet Langanke

Eigentlich setzt sich die Formel U = U, also undetectable bedeutet auch untransmittable, in der HIV-Prävention immer weiter durch. Wo kein HI-Virus zu entdecken, also ›undetectable‹, ist, kann er auch nicht übertragen werden, ist also ›untransmittable‹. Deshalb können Menschen mit HIV, deren Viruslast nicht nachweisbar ist, Sex ohne Kondom haben, Kinder zeugen und bekommen – ohne dass sich jemand bei ihnen mit HIV ansteckt. Doch wenn es um das Thema Stillen geht, zögern die medizinischen Leitlinien noch. Sie empfehlen, zumindest für Europa, jungen Müttern mit HIV auf das Fläschchen auszuweichen. Selbst wenn die Viren sich in ihrem Blut nicht nachweisen lassen. Eine Empfehlung, der nicht alle Frauen mit HIV folgen mögen.

Die Gründe für den Wunsch nach dem Stillen können unterschiedliche Wurzeln haben. Wie die meisten Frauen empfinden auch junge Mütter mit HIV es als ›ganz natürlich‹, ihre Kinder zu stillen. Zumal Frauen ohne HIV mit vielen Studien erklärt wird, wie gesund und wichtig die Muttermilch ist. Es können Traditionen sein, die Frauen veranlassen, den Rat mit dem Fläschchen auszuschlagen. Aber auch die Angst vor einem ungewollten Outing kann mitspielen, denn in bestimmten Communitys entsteht schnell der Verdacht: Wer nicht stillt, hat HIV. Selbst wenn die Übertragung von HIV bei wirksamer Therapie nach der U=U-Formel auszuschließen ist, geben Kritiker_innen[21] des Stillens zu bedenken, dass

20 Dieser Text erschien ursprünglich in: Dhiva: Das Magazin für Frauen zu Sexualität und Gesundheit, Nr 76, Dezember 2017, S. 6-7. Die hier abgedruckte Version enthält kleine Änderungen.
21 In den Artikeln der Dhiva wird das Binnen-I verwendet. Um auch Geschlechtsiden-

antiretrovirale Substanzen mit der Muttermilch übertragen werden. Es fehlen, so schreibt die Schweizer Gynäkologin und HIV-Spezialistin Karoline Aebi-Popp in ›Spektrum der Virologie‹, gute klinische Daten, welche die Unbedenklichkeit beim Stillen belegen.

Gemeinsam mit anderen Ärzt_innen und Hebammen fordert sie eine Überprüfung des Still-Verbots und neue Leitlinien zum Stillen. Denn sie und ihre Kolleg_innen wissen, dass junge Mütter auch dann stillen, wenn die Medizin davon abrät. Nun sei das Ziel keineswegs, alle Mütter pauschal zum Stillen zu ermutigen. Stattdessen empfiehlt die Berner Ärztin das offene Gespräch mit den Patientinnen. Darin lassen sich individuelle Faktoren besprechen und alle Pro- und Contra-Argumente abwägen. Der Wunsch nach dem Stillen stößt vor allem bei Kinderärzt_innen auf Kritik, berichtet die Medizin-Journalistin Heather Boerner (2017) aus den USA. Die würden aus den fehlenden Studien und Belegen ein Risiko für die Babys ableiten. Sie argumentieren, dass der fehlende Virusnachweis im Blut nicht zu jedem Zeitpunkt des Stillens gesichert ist und dass in der Muttermilch auch dann HI-Viren sein könnten, wenn sie im Blut nicht nachweisbar sind. Wegen der fehlenden Daten kann die Forschung noch keine eindeutige Antwort auf die Frage Stillen-oder-nicht geben. Doch das soll sich ändern. Denn in einigen europäischen Ländern, darunter die Schweiz und Deutschland, wollen Studien jetzt genauer hinschauen, wenn Frauen mit HIV stillen.

....

titäten jenseits der Binarität sichtbar zu machen, wird in den Büchern der edition assemblage ein gendern mit Gender-Gap oder Gender-Sternchen bevorzugt.

9.3. »Ich habe meinem Sohn gegenüber ein schlechtes Gewissen«[22]

Direkt zu Beginn unseres Interviews, noch bevor ich das Mikrophon eingeschaltet habe, erzählt mir Marie, dass es gute und schlechte Krankheiten gibt. HIV zähle zu den schlechten Krankheiten »für die man kein Mitleid kriegt« (Interview Marie 12.1.2018). Später erzählt mir Marie:

> »Es gibt Momente, wo ich denke, dass es schon eine Belastung ist.
> Und dann stellt sich mir oft die Frage: Warum muss ich das überhaupt verheimlichen? Na, weil, wenn ich jetzt sagen würde, ›ich habe Krebs und es geht nie wieder weg‹, dann würden mich alle bemitleiden und fragen, was sie für mich tun können…« (ebd.)

Hier wird die Stigmatisierung deutlich, mit der HIV belastet ist. Bei kaum einer anderen Krankheit geht es so viel um Schuld wie bei HIV. Die Schuldzuweisung wird durch die Diskurse zu HIV transportiert und von den Betroffenen zum Teil auch internalisiert. Doch der Umgang mit Schuld ist meist ambivalent, das zeigt sich auch in Maries Erzählungen. Sie berichtet am Beispiel einer Situation mit dem Pflegepersonal im Krankenhaus, wie sie die Vorurteile Anderer antizipiert:

> »Also da hatte ich auch manchmal das Gefühl, das die so: ›Ja, was ist denn das für eine?‹ Und: ›Selber schuld!‹ Und: ›Bestimmt hat die so und so…‹ Ja, aber offen was gesagt hat eigentlich nie jemand was.« (Interview Marie 12.1.2018)

Auch zwischen ihr und ihrem Partner ist die Frage nach der Schuld ein Thema. Ihre Familie hat anfangs ihrem Partner sehr stark die Schuld an

---

22 Interview Marie 12.1.2018

ihrer Infektion gegeben. Ihr Austarieren, die Schuldzuweisungen einerseits abzulehnen und doch gleichzeitig sich nicht komplett von einer Dichotomisierung zwischen schuldigen und unschuldigen Positiven freimachen zu können, wird an einer anderen Stelle deutlich:

»Marie: Mir tun zum Beispiel immer die positiv Geborenen so doll leid, weil ich einfach denke, die haben ja nicht mal... Also ich auch nicht. Ich hatte Sex, so [lacht]. Aber, ähm, die hatten nicht mal das [lacht]. Sondern die sind einfach so ohne jegliche... ja, ohne jegliche Schuld auf die Welt gekommen und müssen jetzt damit leben und haben dieses Geheimnis. I: Ist das ein Thema für dich? So dieses sich schuldig fühlen oder so dieses dafür selbst verantwortlich sein, oder so? Marie: Meine Familie hat ganz doll am Anfang meinem Freund die Schuld gegeben. Und ich habe gesagt, für mich hat das keine Schuld, weil ich beschlossen hatte, kein Kondom zu benutzen. Natürlich denkt man in einer festen Partnerschaft erstmal, wie gesagt, ich weiß nicht, wann ich mich angesteckt habe. Und für mich macht es auch einen Unterschied, dass er es nicht wusste. Er wusste es ja selber nicht. Und ich habe Frauen in der Gruppe [Selbsthilfegruppe, Anm. I.], wo auch die Partner es wussten und wissentlich angesteckt haben. Bei der Einen ist glaube ich sogar die Ex-Freundin von dem Partner davor schon gestorben. Und so 'ne Sachen. Also das wäre nochmal was anderes. Aber ich denke eigentlich, ›selber Schuld‹ hört sich blöd an. Nee, für mich hat das eigentlich nichts mit Schuld zu tun.« (ebd.)

Auch im Hinblick auf ihren Sohn rekurriert sie auf eine Dichotomie zwischen schuldigen und unschuldigen Positiven. Als sie mir von ihren

Ängsten erzählt, ihr Kind könne diskriminierende Erfahrungen machen, wenn es vom HIV-Status seiner Eltern erzähle, sagt sie, dass ihr das sehr leid täte für ihn, »weil er ja nichts dafürkann« (ebd.). Diese Ambivalenz verweist auf die Wirkmächtigkeit der Diskurse um HIV, denn dadurch wird sichtbar, dass sich eine HIV-positive Subjektivität nur in Relation zu Schuldattribution konstruieren lässt. Neben der Auseinandersetzung mit der Frage der Schuld hat Marie besonders ihrem Kind gegenüber ein schlechtes Gewissen, obwohl sie weiß, dass sie »ja dafür eigentlich gar nichts kann« (ebd.). Sie vermutet, dass dieses schlechte Gewissen durch ihre Rolle als Mutter verstärkt wird (ebd.). Die gesellschaftlichen Anforderungen an Mütter bedeuten eben auch, immer für das Kind da zu sein und auch immer in der Lage zu sein, die eigenen Bedürfnisse hinter die des Kindes zu stellen (vgl. McRobbie 2014, 167ff). In einer akuten Krankheitsphase kann diese Mutterrolle allerdings nicht mehr unbedingt ausgefüllt werden und dies kann zu einer Diskrepanz zwischen Anspruch und Wirklichkeit an das eigene Mutter-Sein führen. Wenn die Krankheit dann noch zusätzlich, wie bei HIV, gesellschaftlich als selbst verschuldet stigmatisiert wird, kann ein großes schlechtes Gewissen entstehen. Das schlechte Gewissen verweist dann vielleicht genau auf diese Diskrepanz, also auf ein Ringen um Anerkennung als gute Mutter.

> »Ja, diese Ansprüche, das Bild was man von sich hat. Und ich muss sagen, dass ich ein sehr großes schlechtes Gewissen habe, dass ich krank bin. Das muss ich schon sagen. Ich habe meinem Sohn gegenüber ein schlechtes Gewissen, dass ich nicht da sein kann, viel nicht da war, manchmal auch nichts leisten kann, wie jetzt vielleicht eine andere Mutter das kräftemäßig schafft.« (Interview Marie 12.1.2018)

Das schlechte Gewissen verstehe ich auch als Teil von Schuld- und Schamgefühlen und kann als Hinweis auf eine Prekarisierung des Selbstbildes gelesen werden. Studien der Deutschen Aids-Hilfe zeigen, dass viele HIV-positive Menschen mit Schuld- und Schamgefühlen leben und dass auch das Risiko für Depressionen für positive Menschen sehr hoch ist (vgl. Deutsche Aids-Hilfe e.V. 2013, 69).

9.4. »Das ist ja… wieviel wahres Leben…?«[23]

Marie erzählt mir, dass sie aktiv bei Instagram ist und sich oft Beiträge von anderen Müttern ansieht.

> »Ich bin sehr viel auf Instagram unterwegs und dann hat man so dieses Bild von der perfekten Mutter, die immer die Ausflüge macht. Und dann hat sie die Kraft den ganzen Nachmittag noch zu spielen und Bücher zu lesen. Und die Wohnung ist immer total toll aufgeräumt. Und das Gesündeste, die gehen nie zu McDonalds. [lacht] « (Interview Marie 12.1.2018)

Sie spricht hier dominante Vorstellungen von Mutterschaft an, mit denen sie sich, qua ihres Mutter-Seins, auseinandersetzen muss. Für McRobbie verhelfen neoliberale Mutterschaftsideale »neuen Normen der Mittelschichts-Hegemonie zur Gültigkeit, an denen gemessen weniger privilegierten Familien nichts anderes bleibt, als das Empfinden der eigenen Minderwertigkeit und Unfähigkeit oder der Vorwurf, sie hätten sich einfach mehr anstrengen müssen« (McRobbie 2014, 184). Auch Marie spricht ein Gefühl der Minderwertigkeit an, wenn sie sich mit Müttern vergleicht, die sowohl Sorgearbeit als auch Haushaltstätigkeiten schein-

23 Interview Marie 12.1.2018

bar perfekt ausführen, ohne dabei an ihre (körperlichen) Grenzen zu sto-
ßen. Sie erzählt, dass sie durch die Nebenwirkungen der Tabletten oft
sehr müde ist und deshalb das Gefühl hat, als Mutter manchmal nicht
genug leisten zu können.

Als ich ihr davon erzähle, dass mich die krassen Bilder zu HIV in den
Köpfen der Menschen einerseits und die vielleicht weniger krassen, aber
doch starken Bilder zu guter Mutterschaft andererseits angetrieben haben, über HIV und Mutterschaft zu schreiben, erwidert Marie, im Hinblick auf gute Mutterschaft gäbe es »starke Bilder sogar« (Interview Marie 12.1.2018). Sie nimmt also deutlich wahr, wie sehr Mutterschaft mit
gesellschaftlichen Erwartungen und Vorstellungen verbunden ist. Diese
gesellschaftlichen Erwartungen schreiben sich, verstärkt durch Medien
wie Instagram, in Subjektivierungsprozesse ein. Für Marie bedeutet das,
sie muss sich zu diesen Bildern in Beziehung setzen, sie sind unweigerlich
Teil ihrer Identifikation als Mutter. Sie schildert mir, wie sie sich als positive Mutter mehr anstrengen muss, den Vorstellungen von guter Mutterschaft gerecht zu werden, da sie seit der Krankheit körperlich nicht
mehr so belastbar ist (ebd.). Die Bilder auf Instagram lösen in ihr großen
Druck aus. Gleichzeitig kritisiert sie digitale Medien in ihrer Rolle, hegemoniale Mutterbilder zu perpetuieren und damit das Möglichkeitsfeld
von vielfältigen Mutterschaftsrollen einzuengen.

»Also es gibt ja diese Bilder und durch die ganzen Medien kriegt
man das ja mit. Ich merke manchmal, dass ich denke, oh nee, eigentlich muss ich das von meinem Handy löschen. Weil das in mir
manchmal enormen Druck auslöst. Und dann spielt ja dieses, dass
ich nicht gesund bin und vielleicht auch noch für etwas verurteilt
werden würde, wenn Leute das von mir wüssten. Also, ich könnte

jetzt zum Beispiel bei Instagram nicht schreiben, weiß ich nicht, ein Bild hochladen und sagen, ›Oh, heute war ich bei der Blutabnahme. Meine Helferzellen sind total top und die Viruslast ist unter der Nachweisgrenze schon seit einem Jahr. Ich freu mich so‹ [lacht].« (ebd.)

Mit McRobbie lässt sich die Repräsentation von Mutterbildern auf Instagram vielleicht mit einer »nicht weniger moralistischen Spielwiese des Lifestyles und der Konsumkultur [beschreiben], an der junge Frauen ihre Entscheidungen ausrichten und die sie von einem frühen Alter an zur Planung ihres eigenen Lebens übernehmen« (McRobbie 2014, 184). Marie fühlt sich als HIV-positive Mutter auf Netzwerken wie Instagram nicht repräsentiert. Sie sieht, dass die Lebensrealitäten von Müttern außerhalb hegemonialer (weißer Mittelschichts-)Vorstellungen kaum Eingang in die Diskurse um Mutterschaft finden.

> »Ja, das ist ja so. Da passen meine Sachen halt gar nicht rein. Ich muss jeden Tag Medikamente nehmen. Mein Alltag ist nicht so glamourös und auch gar nicht so -. Ich habe die Blutabnahmen, ich hab diese Sachen so...« (Interview Marie 12.1.2018)

Dass sie sich mit ihren Themen in Bezug auf Mutterschaft nicht auf Instagram wiederfindet, zeigt auch, wie voraussetzungsvoll die Rolle als gute Mutter ist. Durch ihren Status als positive Mutter rückt Marie von den hegemonialen Vorstellungen einer allzeit belastbaren Mutter ab. Daher ist sie ständig damit beschäftigt, auszutarieren, wie viel sie von sich Preis geben darf, um die soziale Anerkennung als gute Mutter nicht zu verlieren und damit handlungsfähig zu bleiben. Im Sinne einer Sichtbarkeit-

von Mutterschaft überlegt Marie, wie es wäre, ihre eigenen Erfahrungen als Mutter öffentlich zu machen.

»Ich habe sogar schon öfter mal überlegt, ob ich das wirklich mal bei Instagram offen mache. Und dann einfach einen neuen Account, wo nix von meinem Kind zu sehen ist, jetzt keine Bilder von ihm. Es muss ja vielleicht auch nicht unbedingt was von meinem Gesicht zu sehen sein, aber einfach nur, dass ich ein Account bin, der dann wirklich so dieses: Mutter, positiv und das. Ohne jetzt wirklich uns zu zeigen, dass es dann uns schadet, oder ihm schaden könnte.« (ebd.)

Dieser Account könnte eine Intervention in den hegemonialen Diskurs um Mutterschaft sein. Das Offenlegen der eigenen Geschichte könnte für Marie ein Rückgewinn an Handlungsmacht sein in einem Feld, welches permanent Druck auf das eigene Mutter-Sein ausübt. Es könnte helfen, sich die eigene Geschichte und deren Deutung (wieder) anzueignen und somit gegen Stigmatisierung zu kämpfen. Dadurch kann ein Raum für alternative Mutterbilder entstehen. Gleichzeitig beschreibt Marie die Gefahr, durch das Offenlegen könnten sie oder ihre Familie zusätzlich stigmatisiert werden. Das offene Erweitern oder gar Ausbrechen aus sozial vorgesehenen Mutteridealen könnte zum Beispiel durch diskriminierende Kommentare in ihrem neuen Account erschwert werden.

9.5. »Ok du lebst, du kannst für dein Kind da sein«[24]

Mutterschaft kann zu einem zentralen Punkt für positiven Selbstbezug werden, besonders wenn durch Diskriminierung oder Stigmatisierung gesellschaftliche Anerkennung verwehrt wird (vgl. Wilson 2007, 612). In einer Gesellschaft, in der Abweichung von einer bestimmten körperlichen Norm als krank abgewertet wird, kann Mutter-Sein ein Mehr an gesellschaftlicher Anerkennung und Partizipation bedeuten. Dort, wo durch HIV das eigene Frau-Sein in Frage gestellt wird, kann Ein-Kind-Bekommen bedeuten, gesellschaftliche Anerkennung zu erlangen. Der Kinderwunsch kann mit einem Moment des Empowerments und der Ermächtigung einhergehen, er kann eine Form des Stigma-Managements sein. Im Interview mit Marie lassen sich immer wieder Stellen finden, in denen sie die eigene Rolle als gute Mutter herstellen und zu sichern sucht. Es sind, wie in Wilsons Studie, Momente vorsichtiger Identifikationsprozesse als gute Mutter (vgl. ebd., 621). Zum einen betont Marie mehrmals, was für eine besonders enge Bindung sie zu ihrem Kind hat. Sie spricht davon, dass ihr Sohn sie bewacht, dass er sehr fixiert auf sie ist, dass »jede Trennung zur Kita oder zur Arbeit« (Interview Marie 12.1.2018) schwer ist und, dass sie immer für ihn mitdenkt. Sie beschreibt diese enge Bindung als positiv, selbst wenn es dazu führt, dass sie sich dadurch sehr stark eingeschränkt fühlt.

> »Ich kann, wenn er da ist, ganz oft nicht mal einen Satz zu Ende sprechen mit jemanden [lacht], weil er dann dazwischen spricht.« (ebd.)

In ihrem Lachen steckt vielleicht der Versuch, die Vereinnahmung durch ihr Kind zu relativieren. Außerdem erzählt sie mir direkt darauf, wie

....
24   Interview Marie 12.1.2018

großartig ihr Kind ist, dass es schon auf mehreren Sprachen zählen kann und sehr aufmerksam ist. Auch das kann eine Strategie sein, um zu kompensieren, wie sehr sie als Mutter gefordert ist und wie sehr sie sich für ihr Kind engagiert. Ganz im Sinne einer Ökonomisierung des Sozialen (vgl. Villa und Thiessen 2010) stehen hier die Fortschritte des Kindes in Bezug auf die Entwicklung seiner kognitiven Fähigkeiten in Verbindung mit dem Engagement der Mutter für ihr Kind. Ähnlich wie in der Argumentation der WHO, dass gestillte Kinder schlauer seien, wirkt auch hier wieder das Bild, die Mutter sei verantwortlich für die kognitive Leistungsfähigkeit ihres Kindes. Diese freiwillige Selbstaufopferung für ihr Kind, die auch Villa und Thiessen als zentrales Element moderner Mutterschaftskonstruktionen ausmachen (vgl. ebd.), beschreibt Marie noch an einer anderen Stelle:

»Diese Liebe! Also ich habe mir vorgestellt man liebt sein Kind. Aber wie sehr man liebt und wie sehr man auch bereit ist Opfer zu bringen für sein Kind, das habe ich mir nicht vorgestellt« (Interview Marie 12.1.2018)

Durch die Bezugnahme auf hegemoniale Mutterideale konstruiert Marie eine Identität als gute Mutter. Auch traditionelle Rollenverteilung und Arbeitsteilung innerhalb heterosexueller Paar- und Elternbeziehungen stützen solche hegemonialen Mutterideale. Wenn Marie über die Erziehung ihres Kindes spricht und über Entscheidungen, die in diesem Zusammenhang getroffen werden müssen, spricht sie eigentlich immer nur von sich selbst als Einzelperson. Zwar war Marie lange alleinerziehend, aber auch seit sie wieder mit dem Vater des Kindes zusammenlebt, scheint der Hauptteil der Sorgearbeit bei ihr zu liegen. Die vergeschlechtlichte Sorgearbeitsteilung in ihrer Beziehung zeigt sich außerdem daran, dass Marie betont, wie sehr sie bestimmte Dinge besser kann und auch besser versteht als der Vater des Kindes. Sie erzählt mir, dass ihr Partner eine schwierige Situation in der Kindererziehung besser lösen konnte als sie. Damals war sie im Krankenhaus und ihr Partner sollte das Kind ins Bett bringen.:

>»Und da hatte ihn dann mein Freund. Und der sagte dann, der kann das [das Ins-Bett-Bringen, Anm. I.] nicht mehr, das macht ihn wahnsinnig, er ist k.o. Er hatte ihn dann ins Bett gebracht und ist bei ihm geblieben. Der [der Sohn, Anm. I.] hat zwar geweint und da hat er ihn angefasst, ist bei ihm geblieben. Aber ich hatte gesagt, das kommt für mich nicht in Frage, ihn schreien zu lassen und wegzugehen. Das war meine Sache. Und dann muss ich ehrlich sagen, dass er dann auch angefangen hat endlich mal länger zu schlafen als 30 Minuten.« (ebd.)

Dass diese Situation in Maries Erzählung Erwähnung findet, zeigt vielleicht, wie sehr sie davon ausgeht, dass das Wissen darum, was das Beste für das Kind ist, eigentlich bei ihr liegt. An einer anderen Stelle zeigt mir Marie, wie ihr Partner mit dem gemeinsamen Kind nachmittags manchmal im Wohnzimmer mit Autos spielt:

>»Aber, das muss ich auch sagen, das ist etwas, was ich auch an meinem Freund mag, dass ihn das so alles gar nicht stört, sich jetzt da irgendwie Klebeband auf den Boden zu kleben. Da wären auch glaube ich Leute, die sagen würden: ›Nö, warum denn? Das ist doch kein Kinderzimmer!‹ Oder so.« (ebd.)

In beiden Situationen schildert Marie den guten Umgang zwischen Vater und Kind. Dabei geht es jedoch um Tätigkeiten (ins Bett bringen und mit dem Kind spielen) die für Marie wahrscheinlich alltäglich sind. Es zeigt sich also, dass vom Vater nicht das gleiche Engagement erwartet wird wie von der Mutter. Sie bewertet ihre Schilderungen jeweils mit: »Und dann muss ich ehrlich sagen« (ebd.) und »aber, das muss ich auch sagen« (ebd.). Sie scheint also nicht davon auszugehen, dass auch ihr Partner gleichermaßen gute Sorgearbeit leisten kann. Es kommt zu einer klaren Zuweisung, nicht nur von Geschlechterrollen, sondern auch von Elternrollen. Marie meint, qua ihres Frau-Seins, für bestimmte Aspekte der Sorgearbeit, wie zum Beispiel der damit verbundenen Verantwortung, besser geeignet zu sein als Männer.

> »Da bin ich jetzt durch Mutter-Sein vernünftiger irgendwie. Ich finde, wenn du auch so übernächtigt bist, dann kannst du auch, dann bist du viel gereizter zu deinem Kind und dann schimpft man und dann... Das will ich gar nicht. Nur weil ich nicht eher schlafen gegangen bin. Und ich brauch' viel Schlaf. Also ich gehör nicht zu den Menschen, die nach 5 Stunden Schlaf glücklich sind. Mama-Sein ist schon ein Abenteuer. [...] Ich weiß gar nicht, ob Männer das auch so haben. Aber ich glaub eigentlich nicht so sehr wie Mütter.« (ebd.)

Interessant ist hier, dass, obwohl Marie an anderer Stelle betont, wie wirkmächtig mediale Bilder zu guter Mutterschaft sind und wie sehr diese sie manchmal unter Druck setzen, sie hier doch von einer natürlichen Veranlagung von Müttern als den verantwortungsvolleren Sorgepersonen ausgeht. Durch den positiven Bezug auf hegemoniale Mutterideale lässt sich Normkonformität herstellen, die hilft, eine prekarisierte Subjektposition, wie die einer HIV-positiven Mutter, zu stabilisieren. Auch durch Aussagen wie »Einkaufen gehen mit Kind kennt jede Mutter [lacht]« (ebd.) konstruiert Marie eine kollektive Muttererfahrung, in die sie sich einschreiben kann. Diese unterstellte kollektive Erfahrung kann helfen, das eigene Mutter-Sein aufzuwerten, da Marie sich einer Normalität zugehörig fühlt.

Ihr Verhältnis zu Mutterschaftsidealen ist sehr ambivalent. Auf der einen Seite verweist sie auf traditionelle Geschlechterdifferenzen und erklärt daraus die unterschiedlichen Fähigkeiten von Müttern und Vätern. Gleichzeitig ist sie sich des gesellschaftlichen Drucks auf die Leistung von Müttern durchaus bewusst, sie erzählt mir auch von ihren Zweifeln und Unsicherheiten in Bezug auf das Mutter-Sein. So fällt es ihr manchmal schwer, für ihre Entscheidungen bei der Kindererziehung einzustehen, gerade wenn sie von außen Rechtfertigungsdruck verspürt. Beispiele hierfür sind die Frage, wann sie ihrem Kind die Windel und den Nuckel abgewöhnen sollte. Dabei weist sie auf die Schwierigkeit hin, sich zwischen den eigenen Vorstellungen und den gesellschaftlichen Erwartungen an Kindererziehung zurechtzufinden. Sie erzählt auch von Situationen, in denen sie sich als Mutter überfordert fühlt, oder nicht weiß, wie sie mit bestimmten Sachen umgehen soll:

»Der war auch so ein Schreikind. Nach der Geburt hatte ich auch Tage, wo ich dachte, ich lass den bei meiner Mutter und geh. Das war wirklich so [lacht]. ›So ist Muttersein? Nein!‹ [lacht]« (ebd.)

In dem Moment, in dem sie von ihrem Wunsch erzählt, das Kind auch mal weggeben zu wollen, stellt sie sich über die gesellschaftlichen Anforderungen an Mütter, immer für das Kind da sein zu wollen. Diese Erfahrung offen zu äußern, ist ein subversiver Akt, der Sichtbarkeit von

Mutterschaft abseits von Mutteridealen leistet. Wie folgenschwer das öffentliche Bekenntnis dazu ist, sich manchmal das Kind wegzuwünschen, zeigt die weiter vorne erwähnte Studie ›#regretting motherhood: Wenn Mütter bereuen‹ von Orna Donath (vgl. Donath 2016) und der dadurch angestoßene mediale Aufschrei. Aus Maries Interview erfahre ich, dass sie sich aber auch unter Rechtfertigungsdruck fühlt, eine zu enge Bindung zu ihrem Kind zu haben.

»Er ist sehr empfindlich und wenn ich da bin darf auch kein anderer was mit ihm machen. Das soll dann wirklich nur ich machen. Da habe ich dann auch immer dieses Gefühl, das ich mich rechtfertigen muss. Wobei ich das eigentlich meistens vollkommen ok finde und wir ja auch unsere Lösungen haben.« (Interview Marie 12.1.2018)

Die Widersprüchlichkeit der gesellschaftlichen Mütternormen, die einerseits Unabhängigkeit und Erfolg in mehr als nur der Sorgearbeit postulieren und andererseits gute Mütter als aufopferungsbereit, jederzeit verfügbar und dadurch auch noch erfüllt setzen, wird hier deutlich. Das Scheitern, welches den Subjektivierungsprozessen immanent ist, schreibt sich unweigerlich auf den Körper und das Selbstbild ein. Manchmal wird Marie ihren eigenen Erwartungen an den Umgang mit ihrem Kind nicht gerecht. Das findet sie dann »selber total blöd« (ebd.). Es gibt in dem Moment keine Trennung mehr zwischen ihr als Person und ihr als Mutter. Mutterschaft ist dann nicht mehr nur Teil ihrer Identität, sondern wird zum Maßstab all ihres Handelns. Wenn sie als Mutter bestimmten Erwartungen nicht gerecht wird, scheint ihre ganze Identität angegriffen zu sein. Sie ist dann in diesem Moment nur Mutter und kann darin entweder erfolgreich sein oder nicht.

10. Intersektionale Herausforderungen positiver Mutterschaft

Kerstin hat vorgeschlagen, sich für das Interview in einem Café zu treffen. Während wir uns unterhalten, ist ihre Tochter bei einer Freundin auf einem Kindergeburtstag. Ich komme zuerst im Café an, bin sehr aufgeregt und sorge mich die ganze Zeit darum, Kerstin vielleicht nicht wieder zu erkennen. Das erste Mal getroffen haben wir uns auf einem Netzwerk-Treffen, doch für mich waren dort alle Menschen neu und fremd. Nun sitze ich im Café und habe Angst, sie zu übersehen und mich dadurch zu blamieren. Es ist zudem mein erstes Interview, vielleicht bin ich auch deshalb so aufgeregt. Die Wartezeit im Café erscheint mit sehr lang, dabei sind es sicherlich nur ein paar Minuten. Aber ich habe immerhin genug Zeit, mich mehrmals umzusetzen, mich mehrmals für einen neuen Tisch zu entscheiden. Ich frage mich, was die Leute um mich herum von mir denken. Es ist nicht nur mein erstes Interview, es findet noch dazu in der Öffentlichkeit statt, meine Aufregung wird dadurch noch verstärkt. Die Sorge um den richtigen Tisch im Café – möglichst abgelegen und einzelnstehend, aber gleichzeitig schön und gemütlich – zeigt wie nervös ich bin und wie unsicher ich mich fühle. Als Kerstin kommt und wir die ersten Sätze wechseln, verfliegen meine Nervosität und Unsicherheit schnell. Ich habe das Gefühl, dass sich direkt eine angenehme Atmosphäre entwikkelt. Kerstin erzählt mir von ihrer Diagnose, die sie seit 2003 hat. Sie erzählt von ihrer 4-jährigen Tochter und der Beziehung zum Vater, die auseinander ging und sich jetzt auf einen unzuverlässigen Umgang mit dem Kind beschränkt. Das Alleinerziehend-Sein wird noch oft Thema sein in unserem Gespräch. Wir sitzen tatsächlich die meiste Zeit abseits der anderen Menschen. Nur einmal kommt es mir so vor, als würde unser Gespräch ins Stocken geraten, als sich jemand direkt an unseren Nachbartisch setzt. Wir sind beide kurz verunsichert durch den Eintritt einer fremden Person in unsere eben erst kreierte Privatsphäre. Kerstin lacht kurz auf, wahrscheinlich weil auch sie bemerkt, wie ihr Redefluss dadurch ins Stocken kommt und vielleicht gerade diese Realisation gibt ihr die Kraft, diese ›Invasion‹ zu ignorieren und einfach weiter zu erzählen. Vielleicht bringt uns auch dieser Moment noch ein Stück näher zusammen. (Feldnotiz vom 11.11.2017)

Kerstin ist mit 43 Jahren die älteste meiner Interviewpartnerinnen und trotz des relativ großen Altersunterschiedes zwischen uns empfinde ich im Laufe unseres Gesprächs eine sehr vertrauensvolle, fast freundschaftliche Atmosphäre. Wie auch Marie war Kerstin lange sehr krank und niemand wusste, was sie hatte. Sie wurde ebenfalls lange nicht auf HIV getestet und auch sie vermutet, dass der Grund dafür war, dass sie zu keiner sogenannten Risikogruppe gezählt wurde. Zudem wurde Kerstin von ihrer betreuenden Hausärztin vermittelt, sie werde auf Grund der HIV-Infektion vermutlich bald sterben. Den Umgang mit ihrer damaligen Hausärztin beschreibt sie nicht nur deshalb als sehr belastend. Sie arbeitet als Sozialarbeiterin und erzählte mir dazu, dass Vollzeit-Arbeiten mit Kind für sie unrealistisch sei.

10.1. »Sie hat nur mich im Moment«[25]

Obwohl es immer mehr Eltern gibt, die in Deutschland alleinerziehend leben und das Bundesministerium für Familie, Senioren, Frauen und Ju-

25   Interview Kerstin 11.11.2017

gend (BMFSFJ) in ihrem Familienreport 2017 schreibt, »Alleinerziehende gehören heute zur Vielfalt des Familienlebens« (Bundesministerium
für Familie et al. 2017, 18), erfahren alleinerziehende Eltern noch häufig
Benachteiligung (vgl. Köngeter 2017; oder Bundesministerium für Familie, Senioren Frauen und Jugend et al. 2001)[26.] So berichtet auch Kerstin,
dass für sie das Alleinerziehend-Sein aktuell die größere Herausforderung darstellt als das HIV-positiv sein. Außerdem ist auch das Mutter-
Sein für sie »überschattet durch dieses Alleinerziehend-Sein« (Interview
Kerstin 11.11.2017). Als ich sie frage, was für sie Mutter-Sein bedeutet,
antwortet sie::

> »Also ich bin vieles. Ich bin nicht nur Mutter, ich bin alleine Mut-
> ter, ein Elternteil (seufzt). Ich ernähre die Familie. Ich erziehe. Ich
> setze Grenzen. Ich plane schöne Sachen. Und diese gesellschaft-
> lichen Anforderungen, schwierig zu sagen. […] Und noch nicht
> mal so richtig anerkannt zu sein als Familie, das ist es auch. So, was
> bin ich denn? Sind wir eine Familie oder nicht? Irgendwie ja und
> irgendwie nein.« (ebd.)

Ihre Aussage zeigt mir, wie sehr die gesellschaftliche Norm einer heterosexuellen Zweierbeziehung als Grundlage für Elternschaft Kerstins Erfahrungen als Mutter in Frage stellt. Eine moderne Mutter macht sich
eben nach wie vor immer noch auch an einem »der eigenen Attraktivität
in nichts nachstehenden Nachwuchs und Ehemann« (McRobbie 2014,
177) fest. Der oder die (Ehe-)Partner_in fungiert also, trotz pluralisier-
ter Familienkonzepte, immer noch als zentraler Marker einer intakten

....

26   Mir ist bewusst, dass Statistiken zum Alleinerziehend-Sein sehr ungenau sind. Die
     Gründe, warum sich Menschen offiziell als alleinerziehend oder nicht alleinerziehend
     melden, sind sehr unterschiedlich und der Status ›alleinerziehend‹ sagt nicht unbe-
     dingt etwas über die tatsächliche Verteilung von Sorgearbeit aus.

Familie. Das zeigt sich nicht zuletzt daran, wie schwierig es für Kerstin ist, alleinerziehend zu sein, wobei eben nicht nur die Alltagsbewältigung problematisiert wird, sondern die fehlende Identifikationsmöglichkeit als intakte Familie. Sogar im Vergleich zum Leben mit HIV ist das Allein-erziehend-Sein für sie schwieriger. Die heterosexuelle Kleinfamilie bleibt die Matrix, zu der sich alle anderen Formen der Familienorganisation in Beziehung setzen müssen (vgl. Zartler 2014, 604f). Daraus kann resultieren, dass Familien mit einem Elternteil, aber auch queere Elternschaften und Eltern mit Behinderungen, als nicht vollwertig wahrgenommen werden (vgl. ebd.). Kerstin erzählt mir, dass sie, auch in Bezug auf ihre Familie, viel mehr als nur Mutter sein muss.

Der gesellschaftlich konstruierte Mangel von Familien, die von klassischen Modellen abweichen, trifft nicht nur Alleinerziehende. Auch queere Elternschaft wird gesellschaftlich verkompliziert und verunsichtbart. Auch hier kann es zu Legitimationsdruck kommen, gute Eltern zu sein. Die heterosexuelle Kleinfamilie als hegemoniales Familienmodell führt also dazu, dass das Leben außerhalb dieses Modells kompliziert wird. Diese Benachteiligung, dieser zugeschriebene Mangel von Familien, die von der gesellschaftlichen Norm abweichen, hat auch Einfluss auf die jeweilige Selbstwahrnehmung der Eltern. Kompensationsstrategien alleinerziehender Eltern können nach Ulrike Zartler darin liegen, sich anzustrengen, immer Vater und Mutter gleichzeitig zu sein (vgl. Zartler 2014, 612). Die Benachteiligung von alleinerziehenden Menschen kann sich sowohl auf materieller Ebene abspielen, also in dem Sinne, dass beispielsweise Infrastrukturen der Kinderbetreuung nicht danach ausgerichtet sind, alleinerziehende Menschen ausreichend zu unterstützen. Außerdem kann die Benachteiligung auf emotionaler Ebene stattfinden. Auf dem Sommerfest des Kindergartens meiner eigenen Tochter waren die meisten Menschen als Paar da und die wenigen, die ohne Partner_in da waren, standen dann auch wirklich meist allein da.

Zudem scheint es ein Gefälle zwischen Stadt und Land in Bezug auf die Lebensbedingungen alleinerziehender Menschen zu geben. Der Familienbericht des BMFSFJ zeigt, dass der Anteil an alleinerziehenden Menschen in kleineren Orten (unter 10000 Einwohner_innen) geringer ist als in großen Städten (vgl. Bundesministerium für Familie et al. 2017, 18). Auch Kerstin erzählt mir, dass es für sie keine Option wäre, zurück zu ihren Eltern aufs Land zu ziehen, da es dort schwerer sei alleinerziehend zu sein als in Berlin.

Auch hier ist wieder im Sinne einer Sichtbarkeit von Mutterschaft notwendig, auf die pluralen Lebensrealitäten von Müttern aufmerksam zu machen (vgl. Garey 1999, 30f). Zu einer guten Mutter scheint also auch eine heterosexuelle Paarbeziehung zu gehören. Das Ideal einer heterosexuellen Kleinfamilie produziert marginalisierte Subjektpositionen, wie die der alleinerziehenden Mutter, der queeren Mutter, oder der Mutter mit Behinderung. Diese Formen prekarisierter Mutterschaft kann für die Personen erschwerte soziale Teilhabe bedeuten. Abseits der heterosexuellen, nicht behinderten Kleinfamilie sind Strategien notwendig, den vermeintlichen Mangel auszugleichen. Queere Mütter, Mütter mit Behinderungen oder alleinerziehende Mütter sehen sich damit konfrontiert, permanent unter Beweis stellen zu müssen, eine gute Mutter zu sein. In dem Moment, in dem Kerstin sich fragt »Was bin ich denn?« (Interview Kerstin 11.11.2017), wird die Schwierigkeit deutlich, sich einerseits selbst als ausreichende Familie wahrzunehmen und andererseits gesellschaftlich auch als solche anerkannt zu werden. Ihre Aushandlungen dazu sind dennoch ambivalent. Neben den Herausforderungen, von denen Kerstin erzählt, berichtet sie auch von den positiven Seiten des Alleinerziehend-Seins.

»Das ist vielleicht auch das Positive am Alleinerziehend-Sein, dass wir ein gutes Team sind. Wir müssen uns aufeinander verlassen können und stützen können - ich auf sie und sie auf mich. Da sind wir auch reingewachsen. Also es gibt bestimmte Dinge: Bestimmte Tobsuchtsanfälle schaffe ich nicht allein und da kriegt sie dann auch mit, wo die Grenze ist. (…) Also es hat nicht nur negative Seiten alleinerziehend zu sein. Man hat manchmal auch positive Seiten. Ich muss mich nicht absprechen, warum ich jetzt wie reagiert habe und was ich denke, sondern ich kann schneller handeln.« (ebd.)

Diese Form der Abgrenzung zur dominanten Vorstellung einer Kleinfamilie lese ich als Neubesetzung von Mutterschaftsidealen. Wenn alleinerziehende Familien als Mangel und unvollständig beschrieben werden, kann das positive Umdeuten und betonen der Vorteile dieser Familienform eine Aufwertung der eigenen Erfahrungen bedeuten. In dem Moment, wo Kerstin von den positiven Seiten des Alleinerziehend-Seins spricht, entlastet sie sich auch in ihrer Position als Mutter und den damit einhergehenden Kämpfen. Auch das positive Beziehen auf alleinerziehende Mutterschaft lese ich in diesem Sinne als einen Versuch und eine Möglichkeit, Handlungsmacht zu gewinnen. Es krempelt die dominanten Vorstellungen von Elternschaft um und kann durch die eigene, positive Interpretation einer marginalisierten Erfahrung ein Kampf gegen normative Elternschaft sein.

10.2. »Noch dazu hat sie eine andere Hautfarbe«[27]

Am Ende des Interviews mit Kerstin, nachdem das Aufnahmegerät aus ist, reden wir noch eine ganze Weile weiter. Kerstin erzählt mir von ihrer Suche nach einer passenden Grundschule für ihre Tochter. Sie zeigt mir ein Foto von einem Klassenzimmer. Zu sehen ist ein Plakat, worauf rassistische Darstellungen von Kindern abgebildet sind. Sie erzählt mir, dass für sie klar war, ihr Kind nicht an dieser Schule anzumelden, als sie dieses Plakat sah. An einer anderen Stelle im Interview berichtet sie von folgenden Sorgen in Bezug auf ihr Kind:

»Als ich mich entschlossen hatte Mutter zu werden und als es dazu kam, hatten ich und der Vater meines Kindes beschlossen, dieses Thema [HIV, Anm. I] nicht mehr zu erwähnen. Sondern, das war so sein Wunsch, dass Anna aufwächst, wie ein normales Kind. Ohne diese ständige Diskriminierungsangst. Noch dazu hat Anna eine andere Hautfarbe.« (Interview Kerstin 11.11.2017)

Die Sorgen, die sich Kerstin um das Wohlbefinden ihres Kindes macht, scheinen nicht nur durch die potenzielle Stigmatisierung auf Grund einer positiven Mutter geschürt, sondern zusätzlich noch durch die Angst vor rassistischen Zuschreibungen. Die Besonderheiten der Erfahrungen von Kerstin und ihrer Tochter lassen sich durch eine intersektionale[28] Perspektive auf Diskriminierung verstehen: Nicht nur ist Kerstins Kind mit Rassismus konfrontiert und hat zudem eine HIV-positive Mutter. Die Situation des Kindes kann nur durch das Ineinandergreifen von Rassismus

27 Interview Kerstin 11.11.2017
28 In Anlehnung an Walgenbach verstehe ich unter Intersektionalität eine Forschungsperspektive, die das »gleichzeitige Zusammenwirken von sozialen Ungleichheiten« (Walgenbach 2012) fokussiert, um die daraus resultierenden Spezifika sozialer Positionierungen besser zu verstehen, anstatt Kategorien als voneinander unabhängig konstruiert zu begreifen.

und Ableismus bzw. HIV-spezifischer Stigmatisierung (und vieler anderer Positionierungen wie minderjährig sein, Kind einer alleinerziehenden Mutter sein etc.) verstanden werden. Die Rassismuserfahrung von Kerstins Kind konstituiert sich also auch über die Stigmatisierungserfahrung und umgekehrt.

Eine durch HIV bedingte Stigmatisierung kann durch weitere marginalisierte Positionierungen (zum Beispiel durch Frau-Sein oder Schwarz-Sein) noch verstärkt werden und verschlimmert gleichzeitig bereits existierende Diskriminierungsformen und -erfahrungen (vgl. The ACT UP/ New York Women & AIDS Book Group 1994, 25f). So haben beispielsweise HIV-positive Frauen in Deutschland ein höheres Armutsrisiko als HIV-positive Männer (vgl. Pfundt 2010, 17). Auch Rassismuserfahrungen führen dazu, dass eine Person, die von HIV-spezifischer Stigmatisierung betroffen ist, noch mehr Diskriminierung erfährt und dadurch eine noch marginalisiertere gesellschaftliche Position innehat. So haben Schwarze Menschen ohnehin einen erschwerten Zugang zu medizinischer Versorgung und ein höheres Armutsrisiko. Durch HIV und die einhergehende Stigmatisierung werden solche prekarisierten gesellschaftlichen Positionen noch verschlimmert. Das wiederum kann zu einem noch komplizierteren Umgang mit HIV führen[29]. Die Diskriminierungserfahrung positiver Menschen und deren Familien lässt sich also im intersektionalen Sinne nur in ihrer Verwobenheit mit anderen Kategorien sozialer Ungleichheit verstehen.

Alle drei Interviewpartnerinnen erzählen mir, dass sie nie nur Frau oder nie nur positiv sind, sondern dass es unterschiedliche Positionierungen gibt, wie das Leben auf dem Land, das Leben als alleinerziehende Person,

29   Mehr zum Thema HIV und Rassismus in Liamputtong 2013a.

oder das Leben mit Rassismuserfahrungen, welche die eigene Realität, oder die ihrer Kinder beeinflussen. Nach Campbell ist es wichtig, die verschiedenen Ebenen von Stigma zu beachten, denn sie sind es, die die verschieden komplexen Lebensrealitäten hervorbringen (vgl. Campbell et al. 2009, 5).

Wenn Kerstin mir von der Angst erzählt, ihre Tochter könnte auf Grund ihrer Hautfarbe und des HIV-Status ihrer Mutter Diskriminierung erfahren, lese ich darin nicht nur Rassismus als ein wirkmächtiges Ungleichheitsverhältnis, welches unsere Gesellschaft strukturiert. Es zeigt auch, dass Rassismus tief verankert ist in den Diskursen um HIV (vgl. Mecheril 2017). Kerstin hat Angst, dass ihr wegen rassistischer Zuschreibungen ohnehin schon benachteiligtes Kind durch den HIV-Status seiner Mutter noch mehr gesellschaftliche Nachteile erleben wird. Auch Kerstins Wunsch, ihr Kind solle »wie ein normales Kind« (Interview Kerstin 11.11.2017) aufwachsen, zeigt, wie normative Vorstellungen von Identität wirken. Sowohl eine »andere Hautfarbe« (ebd.) als auch eine HIV-positive Mutter werden als Marker für gesellschaftliche Abweichung wirkmächtig und bieten den Nährboden für Diskriminierung. Dadurch werden grundlegende Normen der rassistisch und ableistisch strukturierten Gesellschaft sichtbar.

10.3. »Ich konnte diese Wut aber auch nicht zum Ausdruck bringen«[30]

Diskriminierung im Gesundheitswesen erfahren sehr viele Menschen mit HIV. Auch Marie, Eva und Kerstin berichten davon. Ich frage mich, welche Folgen die Stigmatisierung für die medizinischen Versorgung der Betroffenen hat. Stigmatisierung und der Umgang mit gesellschaftlichen Zuschreibungen sind zentrale Faktoren bei der Konstruktion von Identität und Handlungsfähigkeit (vgl. Campbell et al. 2009, 2). Das In-Beziehung-Setzen zu den eigenen Umständen und gesellschaftlichen Widersprüchen führt dazu, dass sich Individuen verletzlich machen, ist aber gleichzeitig Voraussetzung für Handlungsmacht.

Kerstin erzählt, dass sie immer wieder diskriminierende Erfahrungen mit Ärzt_innen macht. Ihre Eltern wollten sich nach Kerstins HIV-Diagnose auch auf HIV testen lassen, die gemeinsame Hausärztin weigerte sich allerdings dies zu tun. Außerdem erzählt Kerstin von weiteren Erlebnissen im medizinischen Bereich: Bei ihrer Gynäkologin stach sich eine Person des Pflegepersonals beim Blutabnehmen in den Finger. Kerstin erzählt mir, wie furchtbar sie sich danach fühlte. Dieses Sich-Furchtbar-Fühlen kann darauf hinweisen, dass Kerstin sich schuldig fühlt für die antizipierte Angst der Krankenpflegerin vor einer Infektion. Die Stigmatisierung von HIV kann dazu geführt haben, dass Kerstin die Angst der Pflegerin verinnerlicht hat, die Angst also gar nicht mehr formuliert werden muss. Die Stigmatisierung wird internalisiert, sodass es nicht einmal eine Aushandlung über die Emotionen oder Ängste von anderen Personen geben muss (vgl. Bennett et al. 2016, 88). Vielleicht spielt auch Scham eine Rolle dabei, dass sich Kerstin wegen der Krankenpflegerin schlecht fühlt. Scham kann auf eine Gleichzeitigkeit von schmerzhafter Individualität

30   Interview Kerstin 11.11.2017

und unkontrollierbarer Relationalität hinweisen (vgl. Chinn 2011, 115). Die schmerzhafte Individualität bezieht sich in dem Moment auf das Sich-Ausgestoßen-Fühlen auf Grund der HIV-Infektion und die unkontrollierbare Relationalität auf die antizipierten Reaktionen der Anderen auf die eigene Krankheit, die potentiell immer verletzend sein können.

Am Ende des Interviews frage ich Kerstin, ob es etwas gibt, was sie noch erzählen möchte, oder was ich noch besser verstehen sollte. Daraufhin erwähnt Kerstin noch einmal die Diskriminierung im Gesundheitsbereich. Es scheint ihr ein sehr wichtiges Anliegen zu sein. Sie wurde bei der Geburt ihres Kindes genäht und berichtet mir von folgender Situation:

>Das war eine junge Ärztin. Einen Tag später kam dann die Oberärztin zu mir und wollte wissen, wo ich mich infiziert habe und wie ich mich infiziert habe. Und ich war so: ›Was, warum, wieso, weshalb?‹ Ja weil die Ärztin hat sich gestochen, sie hat mich genäht und dann noch eine andere Patientin und sie weiß nicht wann und wie. Es war sehr hektisch und es ist eine junge Ärztin und sie hätte jetzt Angst und sie wüsste nicht, ob sie weiter in ihrem Beruf arbeiten kann. Ich war so, ich war gerade Mutter, ich war unglaublich wütend. (…) Konnte diese Wut aber auch nicht zum Ausdruck bringen und sagen: ›Lassen sie mich in Ruhe!‹ Ich habe einfach völlig gespurt und brav Auskunft gegeben.« (Interview Kerstin 11.11.2017)

Hier kommen gesellschaftliche Ängste und deren Projektion auf Betroffene zum Ausdruck, wie auch das daraus resultierende Gefühl von Ohnmacht und Wut. Die junge Ärztin hatte wahrscheinlich Angst vor einer Ansteckung und den daraus resultierenden Folgen. Der Umgang mit übertragbaren Krankheiten sollte allerdings zum Alltag von Menschen gehören, die im medizinischen Bereich tätig sind. Dennoch wird die Angst hier auf Kerstin zurückgeworfen. Sie wird mit der Angst der Ärztin konfrontiert und muss sich dazu verhalten. Angst ist immer auch ein Mittel, um Körper bestimmten Orten zuzuweisen. Sie ist ein Werkzeug, um eine Abgrenzung herzustellen zwischen denen, die Angst haben und vor denen es Angst zu haben gilt. Angst bedeutet »den Körper zu begrenzen. Es bedeutet die Bewegungsfreiheit eines Körpers insofern zu begrenzen, als dass es den Körper zur Flucht vorbereitet. Solch eine Begrenzung ist bedeutsam: Angst funktioniert, in dem sie bestimmte Körper dazu bringt, weniger Raum einzunehmen.« (Ahmed 2004, 69, Hervorh. i. O.; eigene Übersetzung). Angst ist also auch immer ein Modus, um bestimmte gesellschaftliche Machtverhältnisse aufrecht zu erhalten und ist daher wesentlich bei der Konstruktion und Funktion von Stigma. Die Auswirkungen, die solche Stigmatisierungserfahrungen auf Menschen haben können, zeigt sich auch an den Unsicherheiten und Zweifeln, von denen Kerstin in Bezug auf ihre Erfahrungen im Krankenhaus berichtet:

»Und dann hatte ich da auch ein Einzelzimmer. Es war wirklich sehr voll auf dieser Station. Und ich war allein. Und dann habe ich mich gefragt, bin ich jetzt allein, weil ich positiv bin? Ist das der Grund? Ich habe mich aber nie getraut nachzufragen.« (Interview Kerstin 11.11.2017)

Hier wird noch einmal deutlich, wie sehr Stigmatisierung auch internalisiert wird. Die Diskriminierungserfahrung von Kerstin auf der Entbindungsstation wird von vielen Studien belegt. So zeigt eine im Auftrag der Deutschen Aids-Hilfe verfasste Studie zur Umsetzung des PLHIV Stigma Index (People Living with HIV Stigma Index) in Deutschland, dass jeder fünften befragten HIV-positiven Person schon einmal eine medizinische Behandlung verwehrt wurde (vgl. Deutsche Aids-Hilfe e.V. 2013, 10). Außerdem erfahren positive Menschen in Bezug auf ihre reproduktiven Rechte im Gesundheitsbereich besonders häufig Diskriminierung (vgl. Hermann und Vierneisel 2013, 12). Die Wirkmächtigkeit angstbesetzter Zuschreibungen ist so groß, dass Kerstin, obwohl ihr die ungerechte Behandlung bewusst ist, in dem Moment nichts dagegen unternimmt. Sie erzählt mir, dass sie Auskunft über ihre Infektion gab, obwohl sie wusste,»das hat hier überhaupt nichts zu suchen!« (Interview Kerstin 11.11.2017).

Auch erzählt sie im Zitat weiter oben, dass sie sich nicht getraut hat, nach dem eigentlichen Grund ihres Einzelzimmers zu fragen. Das Subjekt, vor welchem es Angst zu haben gilt, wird im Moment der Anrufung auf einen Platz verwiesen (vgl. Ahmed 2004, 69). Es wird in seiner Ausdrucksfähigkeit eingeschränkt und somit in seiner Handlungsfähigkeit massiv beschnitten. Auch durch die Diskriminierung im Gesundheitsbereich lassen sich also wieder Marginalisierungsprozesse erkennen, die die Erfahrungen der betroffenen Personen beeinflussen.

10.4. Die Würde des Menschen ist …?[31]

von Sibyl Peemöller

Anfang des Jahres kündigte sich eine neue Familie bei uns an. Eine HIV-positive Mutter mit einem Baby wollte zur Beratung kommen. Frau A. war freundlich, ruhig, gefasst und selbstbewusst. Sie lebte bereits seit vielen Jahren in Deutschland und sprach fließend deutsch. Sie hatte vier Kinder und wusste seit der Geburt ihres dritten Kindes vor sechs Jahren, dass sie HIV-positiv ist. Gesundheitlich ging es ihr gut. Ihr Mann war berufstätig, sie arbeitete in Teilzeit, übernahm jetzt aber die Elternzeit für ihr viertes Kind. Den Kindern ging es ebenfalls gut, es gab keine gravierenden Probleme. Eine ganz normale Familie also, mit einem ganz normalen Alltag. Oder? Nein, nicht ganz!

Als ich sie fragte, was ich denn für sie tun könnte, erzählte sie mir Folgendes: Kürzlich war sie mit ihrem Baby zu ihrem Kinderarzt, der ihre Kinder seit Jahren kennt und behandelt, zur U3-Untersuchung gegangen. Während der Untersuchung stellte sich überraschenderweise heraus, dass der Kinderarzt nicht über ihre HIV-Infektion informiert war. Obwohl er entsprechende Unterlagen nach der Geburt ihres dritten Kindes von den behandelnden Ärzt_innen erhalten hatte. Nach einer kurzen Rückfrage überlegte der Kinderarzt und meinte dann, dass er ihre Kinder nicht mehr behandeln könnte. Als Frau A. nach dem Grund fragte, verließ er wortlos den Raum.

Frau A. war erschüttert von diesem Vorfall. Die Sprechstundenhilfe tröstete Frau A. und meinte, dass es für den Kinderarzt wahrscheinlich ei-

31 Dieser Text erschien ursprünglich in: Dhiva: Das Magazin für Frauen zu Sexualität und Gesundheit, Nr. 73, Dezember 2016, S. 19. Die hier abgedruckte Version enthält kleine Änderungen.

nen Vertrauensbruch darstellen würde, dass sie ihn nicht persönlich über ihre HIV-Infektion informiert hätte. Der Mann von Frau A. war ebenfalls schockiert und sehr traurig. Frau A. meinte, sie hätten das Gefühl gehabt, nicht mehr zur Gesellschaft dazu zu gehören. Dass sie abgelehnt werden würde, könnte sie noch verstehen. Es war jedoch unfassbar und sehr schmerzlich für sie, dass ihre Kinder, die außerdem nicht infiziert waren, abgelehnt wurden.

Seitdem dachte Frau A. täglich über das Ereignis nach und versuchte erfolglos, die Entscheidung des Arztes nachzuvollziehen. Sie beschloss, diesen Vorfall nicht hinzunehmen. Es war Frau A. sehr wichtig, dass der Kinderarzt erfuhr, wie sehr er sie verletzt hatte und wie abwertend sein Verhalten für sie war. Sie wünschte sich, dass der Kinderarzt sich bei ihr entschuldigte und bat mich dabei um Unterstützung. In einem Telefonat mit mir bestätigte der Kinderarzt den Vertrauensbruch und seine Entscheidung. Auf einen freundlichen Brief mit der Bitte um eine Entschuldigung reagierte er nicht. Das führte dazu, dass ich, in Absprache mit Frau A., eine Beschwerde über den Kinderarzt wegen diskriminierendem Verhalten gegenüber einer HIV-positiven Mutter bei der Ärztekammer Hamburg einreichte.

Inzwischen kam die Antwort vom Vorstand der Ärztekammer: Es wurde festgestellt, dass die ärztliche Sorgfaltspflicht nicht hinreichend beachtet worden ist, da Hygiene- und Infektionsschutzmaßnahmen unabhängig von den konkreten und individuellen Erkrankungen der Patient_innen oder Angehörigen umzusetzen seien. Die medizinische Behandlung habe außerdem unter Achtung der Persönlichkeit und der Würde des Menschen zu erfolgen. Der Vorstand beanstandete das Verhalten des Kinderarztes als diskriminierend und stigmatisierend. Besonders, weil die

HIV-infizierte Mutter gar nicht die Patientin war. Der Vorstand hat beschlossen, den Kinderarzt über diese Bewertung zu unterrichten. Frau A. und ihr Mann waren erleichtert und fühlten sich ernst genommen durch die Aussage der Ärztekammer. Durch diese Bewertung erhielten sie die Würde zurück, die ihnen der Kinderarzt durch sein Verhalten damals genommen hatte.

10.5. Hallo Welt – Schwangerschafts- und Geburtserlebnisse einer HIV-positiven Mama[32]

von Elke Hartmann

Viele Menschen mit HIV erleben seltsame Konflikte mit Menschen, die im Gesundheitswesen arbeiten. Sie berichten von alltäglichen Erfahrungen, die schmerzlich einen Unterschied zwischen mit und ohne HIV deutlich machen. Während der Schwangerschaft mit meiner Tochter habe ich versucht, diese meist seltsamen Situationen auszuschließen, um mich auf den neuen Lebensabschnitt unbekümmert freuen zu können. Ich suchte gemeinsam mit meinem Partner nach aufmerksamen, einfühlsamen Ärzt_innen und entschied mich, in einem weiter entfernten Klinikum unser Kind zur Welt zu bringen. Dort befindet sich auch die HIV-Ambulanz, zu der ich über einige Jahre als Patientin Vertrauen aufgebaut hatte. Wegen unseres Kinderwunsches begann ich in Absprache mit meinen Ärzten im Februar 2015 mit der retroviralen Therapie – ungefähr sechs Jahre nachdem mich in Südafrika der Virus erwischt hatte.

Umso schöner war es, dass ich bereits einige Monate danach schwanger an die Frauenklinik weitergeleitet wurde. Dort traf ich auf einen sehr netten Arzt, der sich der Betreuung von HIV-positiven Schwangeren annahm und stets Zeit für Fragen und Wünsche hatte. Mein Freund und ich fühlten uns durch den Geburtsvorbereitungskurs in unserem heimischen Dorf und den Kontakt zu anderen positiven Müttern gut informiert und bestärkt darin, unsere persönlichen Vorstellungen zum Thema Geburt mit dem Ärzt_innenteam des Klinikums abstimmen zu wollen. Unser größtes und nahezu einziges Anliegen war es, dass unser Mädchen nach der Geburt bei

32 Dieser Text erschien ursprünglich in: Dhiva: Das Magazin für Frauen zu Sexualität und Gesundheit, Nr. 72, September 2016, S. 8-9. Die hier abgedruckte Version enthält kleine Änderungen.

mir sein sollte. Viele Gespräche mit dem Gynäkologen des Klinikums bekräftigten uns, dass all unsere Wünsche umsetzbar seien und wir uns keine Sorgen machen müssten – komme was wolle. Mit einem guten Gefühl verbrachte ich die verbleibenden Wochen und Monate der Schwangerschaft. Auf die üblichen größeren und kleineren Zipperlein sollten nun zumindest keine Schwierigkeiten im Finale folgen, so dachten wir.

Das Segel schlug um, als ich in der 36. Schwangerschaftswoche mit einer Bronchitis für ein paar Tage stationär im Klinikum aufgenommen wurde. Unsere Kleine hatte sich bis zuletzt nicht aus der Beckenendlage gedreht und die Chance auf eine natürliche Geburt war damit verschwindend gering. Den Kaiserschnitttermin hatten wir bereits für die 38. Woche angesetzt und ich wurde zum Gespräch mit der leitenden Ärztin gerufen. Ihr Anliegen war es, mir einerseits einen früheren Entbindungstermin – und zwar schon am darauffolgenden Tag – vorzuschlagen und mich andererseits ganz beiläufig über das Prozedere des Klinikums beim Kaiserschnitt von HIV-positiven Müttern aufzuklären. Ich fiel aus allen Wolken als ich plötzlich hören musste, dass meine Tochter nach der Geburt auf die Säuglingsstation verlegt werden würde und dort für zwei Wochen während der Medikamentengabe von Retrovir verweilen sollte. Bereits bei vorherigen Untersuchungen und Gesprächen im Kreißsaal erlebten wir Unstimmigkeiten hinsichtlich des Informationsstandes der verschiedenen diensthabenden Ärzt_innen. Nun hatten wir eine weitere Aussage, mit der wir definitiv nicht leben wollten! Die erste heftige Reaktion meines Partners war, dass er Überlegungen anstellte, kurz vor der Geburt noch das Klinikum zu wechseln. Doch die große Frage war: Wohin?

Nach diesem Gespräch forderten wir den Dialog mit dem leitenden Kinderarzt und ersuchten Rat bei der Online-Beratung der Deutschen Aids-

Hilfe (DAH) und der lokalen Aids-Hilfe. Der Kinderarzt kam in mein Zimmer und nahm sich die Zeit, um über unser Anliegen zu sprechen. Er versprach uns, dass die Kleine in jedem Fall während meines Aufenthaltes bei mir sein dürfe – ob wir sie nach meiner Entlassung auch mit nach Hause nehmen können, wollte er uns nicht zusichern. Die Regularien würden vorsehen, dass ein HIV-exponiertes Neugeborenes für die Zeit der Medikamentengabe im Klinikum verweilen soll. Man könnte an dieser Stelle mutmaßen, dass uns als Paar mit HIV-Hintergrund unterstellt wird, eine angemessene Versorgung nicht gewährleisten zu können. Seine freundliche, respektvolle Art stimmte uns trotzdem milde und wir nahmen uns vor, die Ereignisse auf uns zukommen zu lassen. Mit vorsichtiger Skepsis bereiteten wir einen Geburtsplan vor, den man zu guter Letzt ernst nahm.

Happy End

Etwa eine Woche später brachte ich mithilfe eines wirklich einfühlsamen Operationsteams eine wundervolle Tochter zur Welt, die unser Leben nun schon seit fünf Monaten bereichert. Ich hatte mein Mädchen jede Minute an meiner Seite. Dennoch wachte die Belegschaft mit Adleraugen über uns und wir legten uns sehr ins Zeug, unserer Tochter die Medikamente alle zwölf Stunden auf der Kinderstation eigenständig zu verabreichen. Man entließ uns beide gefühlt gnädig nach der erforderlichen U2-Untersuchung des Kindes, am siebten Tag nach der Geburt, ins heimische Wochenbett mit einem Haufen Einwegspritzchen und dem Retrovir-Saft. Bislang ergaben alle Tests gute Ergebnisse bei unserer Kleinen und wir blicken optimistisch in die Zukunft. Unser tiefer Dank gilt den Frauen in der Online-Beratung der DAH und der lokalen Aidshilfe, deren Rat und persönliches Interesse zum richtigen Zeitpunkt kam und über unsere Erwartungen hinaus reichte.

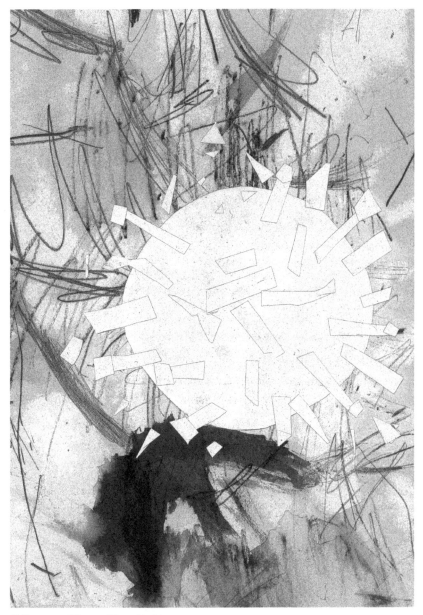

Collage von Elke und ihrer Tochter
(Foto: privat)

11. Un_Sichtbarkeiten und die Ambivalenz von Engagement

Mit Eva führe ich das Interview per Skype. Sie lebt in einem kleinen Dorf in Nordrhein-Westfahlen, zusammen mit ihrem Mann und ihrem zwei-jährigen Kind. Ich lerne sie als eine Person kennen, die sehr engagiert in der HIV- Aufklärungs- und Präventionsarbeit, sowie in unterschied-lichen peer-to-peer-Gruppen für HIV-positive Menschen ist. Durch ihr Engagement im HIV-Aktivismus hat sie ihre Geschichte wahrscheinlich schon oft fremden Menschen erzählt. Sie geht sehr offen mit ihren Er-fahrungen um. Ein paar Mal redet sie während unseres Gesprächs kurz mit ihrem Mann im Hintergrund. Er ist arbeitsbedingt häufig nur am Wochenende zu Hause, somit fällt derzeit ein Großteil der Sorgearbeit auf sie. Eva ist 39 Jahre alt, arbeitet als Mediengestalterin und studiert ne-benbei an einer Fernuniversität Informatik. Seit 2009 ist Eva HIV-positiv. Daraufhin zog sie nach einem langen Auslandsaufenthalt zurück nach Deutschland. Auch Eva berichtet mir von diskriminierenden Erlebnis-sen im Krankenhaus rund um die Geburt ihres Kindes. Sie fühlte sich durch die permanente Kontrolle des medizinischen Personals und die Undurchsichtigkeit von Entscheidungen in Bezug auf ihre Geburt verun-sichert und entmündigt. In unserem Gespräch erzählt mir Eva auch von den Schwierigkeiten, die das Leben als positiver Mensch auf dem Land mit sich bringt. Es sei viel schwieriger für sie, den eigenen HIV-Status offenzulegen, da die Nähe zu den Mitmenschen viel größer sei als in ei-ner Großstadt und sie somit permanent mit ihrer Diagnose konfrontiert werden würde.

11.1. »Bin ich jetzt auf einem Ego-Trip, oder muss ich auch an meine Familie denken?«[33]

Eva erzählt mir von einer schwierigen Entscheidung, die sie vor einiger Zeit treffen musste. Es ging darum, ob sie für die Deutsche Aids-Hilfe das Gesicht einer Kampagne gegen HIV-spezifische Diskriminierung werden wolle. Dafür hätten dann überall in Deutschland Plakate gehangen, auf denen sie sich öffentlich als HIV-positiv dargestellt hätte. Sie erzählt mir, wie schwer es ihr fiel, bei der Kampagne nicht mitzumachen und welche Bewegründe sie für die Entscheidung hatte.

>»Es hätte hier auf jeden Fall alles verändert, glaube ich. Also ich hätte da gut drüberstehen können, weil ich das als Person ver-antworten kann. Aber für meine Familie, weiß ich das nicht. Ich kann das nicht für meine Familie entscheiden« (Interview Eva 24.11.2017)

Vor allem die Angst, ihr Kind könnte negative Erfahrungen durch den offenen Umgang seiner Mutter machen, hält Eva davon ab, an der Kampagne teilzunehmen. Besonders positive Eltern halten ihren HIV-Status oft geheim, da sie sich um die Folgen für ihre Kinder sorgen. Nicht selten führt die Geheimhaltung aber dazu, dass Menschen sich sozial zurück-ziehen und sich dadurch noch mehr ausgegrenzt fühlen (vgl. Liamput-tong 2013b, 3). Hier kommen verschiedene Anrufungen und Zuschrei-bungen in Bezug auf Elternschaft zum Tragen. Einerseits verweist Eva auf ihr Verantwortungsgefühl für ihr Kind. Die Tatsache, dass die unkon-trollierbaren Auswirkungen von Stigmatisierung nicht nur sie, sondern auch ihr Kind treffen könnten, hält sie davon ab, an der Kampagne teil-zunehmen. Ich vermute, dass diese Art von Öffentlichkeitsarbeit mit be-

33   Interview Eva 24.11.2017

sonderen Risiken für Mütter behaftet ist, da sie oftmals ein hohes Maß an Verantwortungsgefühl für andere Personen empfinden. Auch dies kann also ein Grund dafür sein, dass Frauen und Mütter in den Diskursen um HIV immer noch so unterrepräsentiert sind.

Andererseits zeigt sich hier, wie groß die Angst vor gesellschaftlicher Ausgrenzung und Stigmatisierung ist. Eva glaubt, dass sich durch den offenen Umgang mit HIV in ihrem Dorf alles verändern würde. Sie geht davon aus, dass man auch in fünf Jahren noch von der Offenlegung ihrer Diagnose weiß. Sie verweist hier darauf, wie sehr Stigmatisierung und gesellschaftliche Vorurteile gegenüber HIV außerhalb des direkten Einflusses der Betroffenen liegen und wie sehr sich diese Bilder in die öffentlichen Diskurse einschreiben. Zwar kann durch Kampagnenarbeit, wie Eva sie macht, gesellschaftliche Sensibilität und perspektivisch auch Akzeptanz hergestellt werden. Aber in dem Moment, in dem die Menschen aus Evas Nachbarschaft ihr Gesicht auf dem Plakat sehen würden, würde ihre eigene Geschichte öffentlich verhandelbar und somit außerhalb ihrer eigenen Kontrolle geraten. Eva erklärt mir, dass diese Sorgen für sie größer sind, da sie in einem kleinen Ort lebt, wo die Menschen sich kennen.

»E: Also ich weiß auch nicht, in einer Stadt ist es auf jeden Fall anders. In Berlin wäre es vielleicht auch alles sehr anders gewesen. Wir sind nur aus Berlin weggezogen, weil wir unser Kind gerne auf dem Land großziehen wollten. (…) Aber es wäre halt ganz anders gewesen mit einer HIV-Infektion.
I: Was meinst du mit ganz anders?
E: Berlin ist einfach anonym. Also Großstädte sind generell anonymer. Da kennst du ja noch nicht mal den Nachbarn, der zwei

Häuser weiterwohnt. Und hier weiß ich, da wäre ich jeden Tag irgendwie damit konfrontiert worden. Mich hätte das wirklich nicht gestört, aber für meine Familie wäre mir das unangenehm.« (ebd.)

HIV-bezogene Stigmatisierung und Vorurteile scheinen also im ländlichen Raum anders zu wirken als in großen Städten. Auch Kerstin berichtet davon, dass sie überlegt, zurück zu ihren Eltern aufs Land zu ziehen, es aber nicht macht, weil es auf dem Land mit HIV viel schwieriger sei. Mit einer intersektionalen Perspektive lassen sich diese unterschiedlichen Erfahrungen besser verstehen. Eine HIV-Infektion wirkt je nach zusätzlichen wirkmächtigen sozialen Positionen unterschiedlich. So ist nicht nur Geschlecht, race, Klasse oder sexuelle Orientierung Bedingung für die Art und Weise, wie HIV-spezifische Stigmatisierung wirkt und wahrgenommen wird, sondern eben auch die Frage des Lebensraumes und der umgebenden Infrastruktur. Die Beobachtungen und Gefühle zu positivem Leben auf dem Land von Kerstin und Eva korrespondieren auch mit Tallis Befund, dass ein Leben als HIV-positiver Mensch auf dem Land zu zusätzlichen Marginalisierungen führen kann (vgl. Tallis 2012, 93).

Dennoch fiel Eva nicht leicht, der Kampagne abzusagen. Es scheint sie auch ein Jahr danach noch zu beschäftigen:

»Ja, es ist wirklich schade. Also ich hätte es gerne mal erlebt, wie das Dorf reagiert hätte (lacht). Aber es ist halt kein soziales Experiment, was ich so ausprobieren kann. Das ist schon komisch, dass man auf einmal anders denkt.« (Interview Eva 24.11.2017)

Es ist spannend, wie Eva hier das Bild eines sozialen Experimentes entwirft. Es klingt nach Science-Fiction. Aber in dem sie sagt, dass es eben kein soziales Experiment sei, holt sie die Fantasie wieder in die Realität zurück. Bei einem Experiment werden am Ende alle Instrumentarien abgebaut. Es gibt vielleicht einen Erkenntnisgewinn, aber die Ausgangssituation kann wiederhergestellt werden. Die Folgen eines offenen Umgangs mit ihrer Diagnose bleiben für Eva hingegen unberechenbar. Die Sorge um ihre Familie wird potenziert durch die Unberechenbarkeit der Reaktionen Anderer. Es ist eben nicht nur ein Spiel. Gleichzeitig lese ich in Evas Zitat eine Neugier. Eigentlich würde sie die Reaktionen des Dorfes gerne erleben. Doch der antizipierte Kontrollverlust, verstärkt durch ihre Sorge- und Verantwortungsposition gegenüber ihrem Kind, hält sie davon ab. Hätte sie kein Kind, würde sie sich der Reaktion des Dorfes vermutlich stellen. Aber sie ärgert sich, dass sie auf Grund der gesellschaftlichen Folgen nicht das Gefühl hat, bei der Kampagne mitwirken zu können:

»Und das hat mich so geärgert. Also es geht da um Diskriminierung und ich kann darüber nicht offen sprechen. Der Pfarrer hat mir Hilfe angeboten, wenn da im Kindergarten Probleme entstehen sollten. Er könnte dann Aufklärungsarbeit machen. Aber das wurde dann zu einem riesen Rattenschwanz.« (ebd.)

Gleichzeitig ist sie in vielen anderen Formen aktivistisch engagiert. Sie erzählt mir, wie schwierig, aber wichtig es ist, sich auf dem Land mit anderen HIV-Positiven zu vernetzen. Eltern haben also, auf Grund ihrer Sorgeposition, auf besondere Weise einen schwierigen Umgang mit der Offenlegung ihrer Diagnose. Das Kinder-Haben wird zu einem zentralen Faktor, der den Umgang mit HIV bedingt und der dazu führen kann, HIV geheim zu halten. In Kapitel 12 werde ich noch genauer auf dieses Phänomen eingehen.

11.2. »Wir haben noch viel vor uns«[34]

Eva nennt im Laufe unseres Gespräches immer wieder Initiativen, Vereine und Gruppen, die HIV-aktivistisch arbeiten und bei denen sie sich einbringt. Viele davon kannte ich vor unserem Gespräch nicht. Sie wirkt sehr gut vernetzt, trotz, oder vielleicht gerade, weil sie abseits der großen Ballungsräume lebt. Voller Freude und Ambitionen erzählt sie von den Workshops, die sie anbietet und dem Kinderbuchprojekt, welches sie in nächster Zeit gerne verwirklichen möchte. Ich habe das Gefühl, mit einer sehr starken und aktiven Person im Gespräch zu sein, die Tatendrang versprüht und mir das Gefühl gibt, alles schaffen zu können. Ich erlebe sie nicht als Opfer von gesellschaftlicher Stigmatisierung und Ausgrenzung, auch wenn das im Laufe unseres Gespräches immer wieder Thema ist. Trotzdem erzählt sie mir auch von ihren Ängsten in Bezug auf ihre Familie. Angestoßen durch ihre vielfältigen Erzählungen zu ihrem Engagement als HIV-Aktivistin möchte ich der Frage nachgegen, wie Engagement dazu beitragen kann, sich handlungsfähig(er) zu machen und somit eine marginalisierte gesellschaftliche Position wieder aufzuwerten. Kann der Kampf um Handlungsmacht Stigmatisierung untergraben? Kann HIV-Aktivismus dazu beitragen Vorurteile abzubauen?

Voraussetzung für diese Lesart ist, HIV-positive Menschen nicht nur als Opfer sozialer Ausgrenzungsmechanismen und Othering-Prozesse zu verstehen (vgl. Link und Phelan 2001, 378). Außerdem geht es um die Kraft, die entstehen kann, wenn Menschen mit ähnlichen (Diskriminierungs-)Erfahrungen sich zusammentun und für Anerkennung und Sichtbarkeit kämpfen. So kann Identität selbst zur Grundlage politischer Kämpfe werden und zum Ausgangspunkt für Handlungsfähigkeit (vgl. Watson 2005, 162). Eva erzählt, dass sie in zwei verschiedenen peer-to-

---

34   Interview Eva 24.11.2017

peer-Projekten Ansprechpartnerin für neuinfizierte HIV-positive Menschen ist. Um andere Positive bei ihrem Umgang mit der Krankheit zu unterstützen, muss sie sich »auch als Trainerin oder als Buddy mit [ihrer] Infektion auseinandergesetzt [haben]« (Interview Eva 24.11.2017) und schon sehr weit sein in der Verarbeitung ihrer Krankheit. Engagement kann also nicht nur ein Weg sein, um Handlungsmacht wieder zu gewinnen, es unterstützt auch den Umgang mit der eigenen Diagnose. Das Einfordern von Rechten und Anerkennung kann marginalisierte gesellschaftliche Positionen stabilisieren und ihnen einen Platz im Diskurs und damit Sichtbarkeit ermöglichen (vgl. Scully 2011, 45). Außerdem kann das Öffentlich-Machen der eigenen Geschichte dazu beitragen, die Diskurse um HIV zu diversifizieren und mehr Identifikationsmöglichkeiten für HIV-positive Menschen und Mütter bieten. Es gibt immer wieder Momente im Interview, wo sich zeigt, wie wichtig es Eva ist, ihre eigene Geschichte und ihre eigenen Erfahrungen mit HIV zu erzählen.

> »Im Krankenhaus, das war eine Katastrophe. Ich habe auch einen Artikel dazu geschrieben.« (Interview Eva 24.11.2017)

Die Übernahme der Autor_innenschaft für die eigene Geschichte kann Empowerment bedeuten. Eva bietet mir im Interview auch an, den Artikel rauszusuchen und mir zu schicken.

> »Ich freu mich, wenn da ein bisschen was passiert in dem Bereich. Wenn Informationen an die Außenwelt gelangen, auf welchem Weg auch immer.« (ebd.: 352)

Sprache als Medium, die eigene Geschichte sichtbar zu machen, ist nicht nur ein Kommunikationsmittel, sondern ein In-Erfahrung-Rufen von

Subjektivität. Es ist nicht nur eine Botschaft, es ist eine Projektion nach außen einer bestimmten Vorstellung des Selbst (vgl. Das und Kleinman 2001, 22). Die Fähigkeit, etwas zu tun, etwas zu verändern, wird hier nicht nur durch das Annehmen einer Identität (also das Öffentlich-Machen als HIV-positiv) hergestellt, sondern durch das Einschreiben der eigenen Geschichte in eine dominante Vorstellung von HIV. Je öfter das passiert, je öfter sich alternative Erfahrungen in dominante Diskurse einschreiben, desto wahrscheinlicher wandeln sich diese dominanten Diskurse irgendwann (vgl. Bunch 2013, 40). Ein weiteres Beispiel für das Öffentlich-Machen der eigenen Geschichte ist ihr Engagement bei einem Deutsch-Südafrikanischen Verein, der Austauschprogramme für Jugendliche organisiert.

»Wir haben jedes Jahr 20 Freiwillige nach Südafrika geschickt. Und ich habe dann immer diesen festen Teil HIV auf dem Seminar gehabt, auf dem Vorbereitungsseminar. Und dort habe ich dann meine Geschichte erzählt. Und so ging das eigentlich los, dass ich aktiv wurde. (…) Ja, ich wollte auch einfach verhindern, dass es anderen passiert. Es war mir irgendwie wichtig, dass viele auch einfach ein bisschen die Augen geöffnet bekommen. Und einfach, nicht nach Südafrika gehen, um da irgendwie ein schönes Leben zu machen, sondern auch ein bisschen darüber nachzudenken.« (Interview Eva 24.11.2017)

Eva klärt nicht nur über HIV auf, sie erzählt ihre eigene Geschichte. Auch damit trägt sie zu einer Diversifizierung der Narrative um HIV bei. Das Sich-Sichtbar-Machen geht aber auch damit einher, sich verletzlich zu machen. Sich öffnen ist insofern ambivalent, als dass es einerseits zu einem Mehr an Handlungsmacht führen kann. Gleichzeitig wird die eigene Geschichte öffentlich verhandelbar, man macht sich verletzlich. Das wiederum kann soziale Ausgrenzung erzeugen (vgl. Jacob et al. 1997, 188). Dabei ist Empowerment für positive Frauen besonders wichtig. Das Sichtbar-Machen von Geschichten von Frauen und Müttern ist auch eine Intervention in patriarchale Gesellschaften, die Erfahrungen von Frauen strukturell bislang weitestgehend unbeachtet gelassen haben und Mutterschaft in die private Sphäre gedrängt und damit entpolitisiert haben (vgl. Woodward 2015, 13). Für Eva bedeutet das, Ansprechpartnerin in einem Projekt zu sein, welches positiven Frauen beim Umgang mit HIV hilft. Sie betont dabei, wie wichtig der Austausch mit anderen Positiven ist und wie dadurch auch Schutzräume kreiert werden können, in denen das Sich-Verletzbar-Machen eingegrenzt werden kann. Außerdem spricht sie mit mir über die Idee eines Kinderbuches, in dem das Thema HIV verhandelt werden soll. Dabei soll es auch darum gehen, wie positive Eltern mit ihren Kindern über die Krankheit sprechen – ein Thema, welches alle drei Interviewpartnerinnen sehr beschäftigt.

Engagement und das Leisten von Aufklärungsarbeit birgt also für Eltern noch einmal andere Implikationen und Ängste, als für HIV-positive Menschen ohne Kinder. Das Verantwortungsgefühl gegenüber einem jungen Menschen führt vielleicht zu einem noch größeren Willen, am Status quo etwas zu ändern, sowohl in Bezug auf das Wissen und die Bilder um HIV als auch im Hinblick auf Präventionsarbeit. Gleichzeitig scheint es auch eine Herausforderung zu sein, die eigenen Erfahrungen und den eigenen politischen Aktivismus nicht zu sehr auf das Kind zu übertragen. Marie macht das explizit, wenn sie von ihren Sorgen davon erzählt, den richtigen Umgang mit ihrem Kind in Bezug auf sexuelle Aufklärung zu finden: »Das man das Kind nachher nicht zu sehr damit bedrängt, immer schön Kondome zu benutzen und [lacht] aufzupassen und so« (Interview Marie

12.1.2018). Gleichzeitig machen die Verantwortung und Sorgearbeit in gewisser Weise verletzlicher für Diskriminierung und Stigmatisierung. So entscheidet sich Eva gegen die Teilnahme an der Kampagne der Deutschen Aids-Hilfe und erzählt mir mit Blick auf ihr Kind: »[Das] ist schon komisch, dass man auf einmal anders denkt« (Interview Eva 24.11.2017).

11.3. »Es ist einfach dieses Thema, was den Unterschied macht«[35]

Ableismus als normatives Ordnungsprinzip, welches Individuen in gesund und krank und behindert und nicht behindert unterteilt, lässt sich, auch in den Diskursen um HIV und Mutterschaft erkennen. An Hand einiger Beispiele aus dem Interview mit Eva möchte ich versuchen, auf Potentiale der Disability Studies für Arbeiten zu HIV allgemein und zu positiver Mutterschaft im Besonderen hinzuweisen. So sind auch dominante Vorstellungen von Mutterschaft und Geburt verwoben mit ableistischen Vorstellungen von normalen und gesunden Körpern.

»Ja es war mir auf jeden Fall klar, dass ich schwanger werden kann. Und das auch auf ganz normalem Wege. Nur der einzige Weg dahin war eigentlich wirklich mit der Therapie zu beginnen. Weil ohne das hätte ich ja auch nicht natürlich ein Kind zeugen können.« (Interview Eva 24.11.2017)

Eva hat eine deutliche Vorstellung davon, dass es normale und natürliche Empfängnismethoden gibt. Dabei ist die Vorstellung von Normalität mit der von Natürlichkeit verknüpft. Hier greift ein Naturalisierungsnarrativ, welches dazu beiträgt, Vorstellungen von Norm und Abweichung in

....
35   Interview Eva 24.11.2017

Bezug auf Empfängnis zu manifestieren. Dadurch wird der Konstruktionscharakter und damit die Kontingenz und normative Aufladung von ability (im Sinne einer Fähigkeit ein Kind auf eine bestimmte Weise zu zeugen oder zu gebären) verdeckt (vgl. Waldschmidt 2010, 14). Es scheint also zum Beispiel gute und weniger gute Gründe für einen Kaiserschnitt zu geben. Liegt das Baby ungünstig in der Gebärmutter und eine vaginale Geburt würde deshalb ein Risiko bedeuten, ist die gesellschaftliche Bewertung eines Kaiserschnitts eine andere, als wenn die Mutter HIV-positiv ist, oder sich ohne medizinische Indikation für einen Kaiserschnitt entscheidet. Mit der Person, die auf Grund einer Beckenendlage per Kaiserschnitt entbindet, hat man eher Mitleid. Die Person, die auf Grund ihres HIV-Status, oder aus eigenem Wunsch heraus per Kaiserschnitt entbindet, läuft Gefahr, gesellschaftlich dafür abgewertet zu werden.

»Mein Frauenarzt, also der Gynäkologe im Klinikum, hat mir immer gesagt, dass ich ganz normal entbinden kann. Das kam im Endeffekt leider gar nicht in Frage, weil die Kleine bis zum Ende in der Beckenendlage lag. Dann hieß es eh auch Kaiserschnitt. Ich hätte zwar gerne natürlich entbunden, war aber dann nicht der Fall. Wäre normal ja auch so gewesen.« (Interview Eva 24.11.2017)

Auch hier wird die Vorstellung einer normalen Geburt mit einer natürlichen Geburt verknüpft. Eva schreibt sich durch ihre Aussage in normative Vorstellungen um Geburt ein und reproduziert deren Naturalisierungseffekte. Mit Judith Butler lässt sich dieses Einschreiben auch als Strategie zur (Re-)Produktion einer intelligiblen Subjektposition verstehen (vgl. Butler 1991, 219). »Das Raster der kulturellen Intelligibilität« (ebd.), hier also die Vorstellungen von normaler Schwangerschaft und Geburt, produziert eine Normalität, nach der sich die meisten Mütter ausrichten. Eva betont, dass sie gerne natürlich entbunden hätte und dass der Kaiserschnitt nicht mit HIV, sondern mit der Lage des Kindes in der Gebärmutter zusammenhing. Beides lese ich als Strategie, um nicht auf Grund eines Kaiserschnittes abgewertet zu werden und dadurch als unnormal oder anders zu gelten.

Normierung und Naturalisierung haben weitreichende Effekte auf die Organisation von Körpern und den normativen Vorstellungen davon (vgl. Waldschmidt 2010). So werden Menschen, die eine Brille tragen kaum auf Grund dessen als behindert gelesen, Menschen mit einem Hörgerät schon eher, und Menschen, die einen Rollstuhl benutzen sehr wahrscheinlich. Gleichsam funktioniert die Vorstellung von heterosexuellem Sex als normaler Empfängnismethode auch nur in einer heteronormativen Gesellschaft. Auch die Frage, welche Formen medizinischer Assistenz unter einer Geburt noch als normal gelten und welche nicht mehr, ist abhängig von den gesellschaftlichen Vorstellungen zu einer bestimmten Zeit. Zumal besonders die Vorstellungen von normaler Geburt auch derzeit einen Wandel zu durchleben scheint.

Das Einschreiben in intelligible Subjektpositionen kann, gerade für marginalisierte Subjekte, eine Überlebensstrategie sein. Das bedeutet, dass die Betonung der eigenen Erfahrung als normal oder gewöhnlich eine wichtige Möglichkeit ist, Stigmatisierungserfahrungen zu kompensieren. Denn die soziale Akzeptanz und Anerkennung (beispielsweise der Empfängnis- und Geburtsmethode) führt zu Sichtbarkeit und Zugang zu Ressourcen. Vielleicht ist es auch Eva deshalb so wichtig zu betonen, dass sie ein ganz normaler Mensch ist.

»Jetzt gerade, ich bin berufstätig seit Juni als Mediengestalterin, arbeite ich so im Marketing, im Social Media Bereich. Und ja, die Kleine geht zur Tagesmutter. Ich bin halt wieder voll im Berufsleben drin. So, also eigentlich bin ich ein ganz normaler Mensch.« (Interview Eva 24.11.2017)

Sie erzählt mir, wie ein positiver Bezug darauf, eine ganz normale Mutter sein zu können und ein Kind auf ganz natürlichem Wege bekommen zu können, helfen können, sich und andere zu stärken. Somit generiert sich aus dem Bezug auf eine sozial anerkannte Weise des Gebärens und des Mutter-Seins ein positiver Selbstbezug und Handlungsmacht. Es ist Eva wichtig zu zeigen, dass sie trotz der HIV-Infektion »ein ganz normales Leben führen« kann (ebd.). An Hand der Betrachtung von HIV als chronischer Krankheit kann die Konstruktion und Wirkungsweise von Ableismus deutlich werden. Es geht nicht mehr darum, dass Personen auf Grund von (körperlichen) Einschränkungen nicht in der Lage sind (disabled), an bestimmten als normal konstruierten gesellschaftlichen Praktiken teilzunehmen. Es ist lediglich eine Zuschreibung von negativen Eigenschaften und Stereotypen auf einen als anders markierten Körper. Die Abwertung einiger Ausprägungen körperlicher Vielfalt und deren Verknüpfung mit Mangelhaftigkeit wird auch an folgender Interviewsequenz deutlich:

»E: Aber das zeigt einem einfach, dass es [HIV, Anm. I.] noch ein Thema ist, wofür die Leute nicht bereit sind. Ich habe auch oft überlegt: Was muss den passieren, damit die Welt dazu bereit ist?
I: Und, hast du eine Idee?
E: Ja, meine Theorie ist, dass es erst normalisiert wird, wenn es heilbar wird. Das ist meine Theorie dazu. Ich glaube, vorher kann

man zwar viel drüber reden, aber ich glaube, dass macht nicht viel Unterschied. Ich weiß es nicht.

I: Mhm. Ja, spannend. Obwohl, es gibt ja viele andere chronische Krankheiten, die nicht heilbar sind und trotzdem nicht so stark irgendwie zu Diskriminierung führen, oder? Das ist schon komisch.

E: Ja, es hat halt diese gesellschaftliche Akzeptanz nicht. Es ist immer noch so eine Schmuddelkrankheit.« (Interview Eva 24.11.2017)

Die Benachteiligung auf Grund einer HIV-Infektion passiert nicht durch die Krankheit an sich, sondern durch die gesellschaftliche Rahmung. HIV lässt sich hier nicht mehr als Krankheit, sondern vielmehr als Differenzmerkmal denken, welches bestimmte gesellschaftliche Normen aufrechterhält (vgl. Waldschmidt 2010, 17). Die gesellschaftlichen Aushandlungen um HIV sind Teil einer ausgrenzenden Wissensordnung, die Realität produziert: Eine Realität in Form einer »Schmuddelkrankheit«, die unabhängig von medizinischen (vielfältigen) Implikationen, das Leben der Betroffenen erschwert (vgl. Waldschmidt 2010, 19). Die ableistische Zuschreibung von Krank-Sein und die damit einhergehende Abwertung und Stigmatisierung funktioniert also auch losgelöst von der Befähigung von Körpern. An einer Stelle im Interview erzählt Eva, wie viel mehr sie sich dadurch (körperlich) eingeschränkt fühl, dass sie ein Kind hat, als durch ihre HIV-Infektion.

»Ich habe früher immer gedacht, ich müsste jetzt sehr auf mich achten, weil ich eingeschränkt bin durch diese chronische Erkrankung. Aber jetzt habe ich das Gefühl gar nicht mehr so, weil dieses Kind allein einen schon körperlich so beansprucht.« (Interview Eva 24.11.2017)

Ableistische Differenzmarkierung und Stigmatisierung funktioniert über Vorstellungen von Krankheiten und deren Einfluss auf die körperliche Fähigkeit und nicht über familiäre oder gesellschaftliche Inanspruchnahme von Individuen und der daraus resultierenden Erschöpfung, Übermüdung oder Ähnlichem. Die Interviews legen nahe, dass positive Mütter sich für eine HIV-bedingte Erschöpfung mehr rechtfertigen müssen, als für eine Erschöpfung durch Sorgearbeit. Das Kind-Haben wird als beanspruchender als das Krank-Sein beschrieben, es findet also eine Subversion von gesellschaftlichen Vorstellungen von HIV im Besonderen und von krank-sein im Allgemeinen statt. Wenn Eva berichtet, wie sehr ihr Kind sie körperlich beansprucht, leistet sie eine wichtige Intervention in solche gesellschaftlichen Vorstellungen von Krankheit und Körpern. Diese Umkehrung gesellschaftlicher Vorstellungen wird noch in einem anderen Moment unseres Interviews deutlich, nämlich an der Stelle, wo Eva meine und ihre unterschiedliche Positionierung, auch in Bezug auf Ableismus, implizit anspricht. Auf meine Frage am Ende des Interviews, ob es noch etwas gibt, was ich besser verstehen sollte, antwortete sie:

»Schwierig. Ich blicke halt auch von einer ganz anderen Perspektive darauf. Für mich ist das Normalität.« (ebd.)

Für Eva ist das Leben und der Alltag mit HIV Normalität, durch das Interview und mein Forschungsinteresse (re-)produziere ich auch gewissenmaßen die Differenzlinie HIV-negativ = normal und HIV-positiv = besonders. In Evas Aussage wird also die Perspektive ganz im Sinne der Disability Studies umgedreht. Plötzlich steht mein Erfahrungsschatz für das Unnormale und Mangelhafte und ihrer für Normalität. Es werden gesellschaftliche Vorstellungen, die ich in diesem Moment repräsentiere, in Frage gestellt und ihrer unterstellten Normalität entzogen. Ich lese hieraus ein kraftvolles subversives Potential, mit Zuschreibungen zu positivem Leben zu brechen. Meine Vorstellung, durch HIV eine prekäre Lebenssituation zu haben, wird hier untergraben. Diese Intervention in die Machtasymmetrie zwischen gesundem = normalem und kranken = unnormalem Leben, stellt für einen Moment die ableistischen Gesellschaftsentwürfe auf den Kopf.

12. Von Krisenerfahrungen und Empowerment

Der Umgang mit der Diagnose und dem Doppelleben

Der Umgang damit, wie und wann anderen Menschen von der eigenen Diagnose erzählt wird, ist bei allen drei Interviewpartnerinnen Thema. Ich bemerke dabei in ihren verschiedenen Geschichten sowohl Momente von Kontrollverlust als auch Momente der Rückgewinnung von Autorinnenschaft und Handlungsmacht.

So sprechen sowohl Marie als auch Kerstin und Eva von den Sorgen, ihr Kind könne durch das Bekanntwerden ihres HIV-Status negative Erfahrungen machen. Alle drei teilen die Sorge, andere Kinder könnten sich von ihren Kindern abwenden, oder andere Eltern wollten nicht mehr, dass die Kinder gemeinsam spielen. Alle drei sind dabei mehr besorgt um die potenziellen Diskriminierungserfahrungen ihrer Kinder, als um die eigenen. Gegenüber ihren Kindern gehen alle sehr offen mit der Krankheit um, Marie und Eva erzählen mir, dass sie vor ihrem Kind Tabletten nehmen oder ihr Kind mit zu Untersuchungen kommt. Dennoch artikulieren sie eine Angst davor, durch das Kind die Kontrolle darüber, wer von der Diagnose weiß und wer nicht, ein Stück weit zu verlieren. Eva beschreibt diese Angst wie folgt:

»Aber, wenn man das ganze benennt und sagt: Mama hat HIV, oder, ja, Aids hab ich ja nicht (lacht), also HIV, dann gibst du dem Kind ja schon wieder was, eine Information mit, die, wenn sie das nach Außen trägt, oder mit irgendwem darüber spricht; was das

für eine Lawine ins Laufen bringt. Das macht den Unterschied.«
(Interview Eva 24.11.2017)

Auch Kerstin beschreibt die Schwierigkeiten, die ein nur teilweise offener Umgang mit HIV hervorruft, gerade in Bezug auf Schwangerschaft und Mutter-Sein. Während der Schwangerschaft hat sie viele Extratermine bei Gynäkolog_innen und HIV-Spezialist_innen, von denen sie ihrer Arbeitsstelle und einigen Menschen in ihrem Umfeld nichts erzählt. Sie musst sich Geschichten ausdenken, um diese Extratermine zu erklären und erzählt mir, dass das Doppelleben durch das Mutter-Sein noch einmal stärker geworden ist. Wie auch Eva hat Kerstin Angst davor, ihr HIV-Status würde im Kindergarten bekannt und ihr Kind würde dadurch Nachteile erfahren. Auch Marie erzählt mir, dass sie nicht möchte, dass ihr HIV-Status in der Kita bekannt wird, damit ihr Kind nicht stigmatisiert wird und Ausgrenzung von anderen Kindern erfährt. Alle drei Interviewpartnerinnen befürchten einen Kontrollverlust durch das offene Erzählen ihres HIV-Status und durch ein Kind wird diese Angst verstärkt. Das Verantwortungsgefühl und die Sorgearbeit von Eltern spielen eine wesentliche Rolle im Umgang mit der eigenen Diagnose. So besteht die Gefahr, dass ein Kind weniger gut einschätzen kann, bei welchen Personen die Information zum HIV-Status der Mutter gut aufgehoben. Menschen könnten davon erfahren, die dann darauf diskriminierend reagieren. Auch die Mutterschaftsnorm der Aufopferung und des Ins-Zentrums-Stellens der Bedürfnisse des Kindes können dazu beitragen, dass die eigene Diagnose verschwiegen wird.

Durch das Offenbaren der Krankheit wird die eigene Geschichte öffentlich verhandelbar. In Stigmatisierungsprozessen werden bestimmte negative Vorstellungen mit der eigenen Geschichte verknüpft, die somit aus der eigenen Kontrolle gerät. Außerdem kann das Offenlegen des HIV-Status zu ganz konkreten negativen Auswirkungen auf den Alltag der Menschen und auch ihrer Kinder führen (vgl. Liamputtong 2013b, 3). Neben der oben beschriebenen Angst, andere Kinder würden von ihren Eltern auf Grund einer HIV-Diagnose von den Eigenen ferngehalten, müssen offen als HIV-positiv lebende Menschen auch damit rechnen, am Arbeitsplatz diskriminiert zu werden oder im Gesundheitswesen Ressourcen und Möglichkeiten verwehrt zu bekommen (vgl. Deutsche Aids-Hilfe e.V. 2013, 10).

Gleichzeitig kann die Offenbarung ein ermächtigendes Moment im Sinne der Rückgewinnung von Handlungsmacht sein. Durch das Erzählen der eigenen Geschichte können sich positive Frauen in die Diskurse um HIV einschreiben und konterkarieren somit die historisch gewachsene Unsichtbarkeit und Unhörbarkeit von weiblichen und positiven Stimmen (vgl. Woodward 2015, 13). So erzählen alle drei Interviewpartnerinnen, wie wichtig es ist, über HIV reden zu können. Auch wenn es seit der Diagnose jeweils unterschiedliche Phasen gab, in denen sie mal das Darüber-Reden und mal das Nicht-Thematisieren als Strategie der Wiederherstellung von Normalität genutzt haben. Alle sind sich einig, dass es gut und wichtig ist, die eigene Geschichte zu erzählen. Eine weitere Strategie, um Handlungsmacht wiederherzustellen, ist zu betonen, eine ganz normale Frau und Mutter zu sein. Das positive Besetzen der eigenen Geschichte muss sich dabei an den negativen Bildern und Vorstellungen zu HIV abarbeiten, es bleibt somit ein mühsames Unterfangen. Wenn Eva sagt, dass HIV immer noch so eine Schmuddelkrankheit ist, zeigt sich, wie wirkmächtig die Vorstellungen zu HIV sind. Trotzdem kann die Übernahme von Autorinnenschaft durch das Erzählen der eigenen Geschichte dazu führen, wieder mehr Kontrolle über die eigene Geschichte und die Außenwahrnehmung von sich zu haben. Die Anerkennung Anderer kann Handlungsfähigkeit bedeuten. Da diese aber eben doch auch abhängig von der Anerkennung Anderer ist, bleibt die Aushandlung von Handlungsfähigkeit ambivalent. Es ist ein Kampf um eine bedingte Freiheit (vgl. Scully 2011, 40).

Empowerment durch das Erleben einer Krise

Das Offenlegen des Status als HIV-positiv kann auch eine Möglichkeit zur Rückgewinnung von Selbstbestimmung sein. Auch das Erleben einer Krise, ausgelöst durch eine HIV-Diagnose, kann Ausgangspunkt für Empowerment sein. So kann nicht nur das Darüber-Reden ein Mittel für positiven Selbstbezug sein, sondern auch der individuelle Umgang mit HIV und die Retrospektive auf Phasen akuter Krankheit. Eva, Marie und Kerstin berichten alle von Krisenerfahrungen auf Grund ihrer Diagnose. Kerstin spricht von Depressionen als häufige Folge einer HIV-Diagnose. Neben der Angst um die eigene Gesundheit oder gar das Leben, scheint auch die Angst vor sozialer Ausgrenzung Teil der auf eine HIV-Diagnose folgenden Krise zu sein. Gleichzeitig betonen alle drei Frauen, dass sie das Erleben einer Krise stärker gemacht hat. Die Erzählungen von Krisenerfahrungen passieren dabei aber rekonstruktiv, also erinnernd. Narrative Rekonstruktionen, also das erinnernde Erzählen, machen die eigene Geschichte für sich selbst und für andere verstehbar und dienen dazu, ein gewisses Maß an Kohärenz in der eigenen Lebensgeschichte zu erzeugen (vgl. Lucius-Hoene 2018). So ist Erzählen auch eine Möglichkeit, durch Krisen gefährdete Bedeutungszuschreibungen und Identitätsfragmente zu stabilisieren und zu rekonstruieren (vgl. Bury 2001, 264).

Ich verstehe also die Erzählungen über die Krisenerfahrungen der Frauen auch als Wege, mit den erlebten Verletzungen umzugehen und sie (besser) in das aktuelle Selbstgefühl und die eigene Geschichte zu integrieren. Im Erzählen kreieren die Frauen ihre Version des Erlebten (neu). Eva erzählt, dass sie sich schon gar nicht mehr richtig daran erinnern kann, wie es für sie war, ihre Diagnose zu bekommen. Ich verstehe die Retrospektive hier allerdings nicht als eine Überlagerung der eigentlich wahren Geschichte. Es zeigt vielleicht vielmehr, wie sehr auch Bedeutungszuschreibung abhängig ist von den Situationen, in denen sich die Menschen, die ihren Erfahrungen Bedeutungen zuschreiben, gerade befinden. Es lassen sich in allen drei Interviews Momente finden, in denen spezifische Krisenerfahrungen (neu) besetzt werden. Diese (Neu-) Besetzungen sind nach Lindeman Nelson eine Art Gegenerzählungen (*counter stories*) (vgl. Lindemann Nelson 2001, xxi). Eine Gegenerzählung in diesem Sinne ist eine Erzählung der eigenen Geschichte, die sich Zuschreibungen von außen entzieht und dadurch sowohl gesellschaftliche Hierarchien untergräbt als auch das eigene Selbstbild aufwerten kann (vgl. ebd., 6). Für Lindemann Nelson sind solche Gegenerzählungen eine Art von heilendem Erzählen (*narrative repair*) (vgl. ebd., xxi). Heilendes Erzählen verweist einerseits auf den narrativen Aspekt von Biografie, in dem Sinne, dass sich die eigene Biografie auch immer erst im Moment des Erzählens konstituiert. Gleichzeitig eröffnet die Vorstellung von heilendem Erzählen die Möglichkeit, Handlungsfähigkeit für marginalisierte Positionen zu konzeptualisieren. Ein Beispiel für heilendes Erzählen möchte ich mit folgendem Interviewausschnitt geben:

»Das Einzige, was unnormal ist, dass du bei zwei Ärzten bist. Ich musste ja immer zur normalen Frauenärztin und dann parallel noch ins Klinikum, wo ich auch in der HIV-Behandlung bin, hier im Universitätsklinikum. Es war schön, auch diese ganzen Fotos immer dann zu sehen, die Ultraschallbilder. Da fand ich's jetzt nicht schlimm, dass es doppelt und dreifach war.« (Interview Eva 24.11.2017)

Hier werden die medizinischen Extratermine in der Schwangerschaft aufgewertet und der Vorteil, dadurch viele Ultraschallbilder zu bekommen, in den Vordergrund gestellt. An anderer Stelle berichtet Eva davon, dass sie auf Grund der Grenzerfahrungen, die sie als Mutter gemacht hat, »wieder so ein bisschen Energie geschöpft [hat], wieder andere Dinge noch anzufangen« (ebd.). Sie vermutet, dass es vielleicht diese Grenzerfahrung gebraucht hat, um ihr zu zeigen, was sie alles schaffen kann. Auch in Kerstins Interview finden sich solche, durch Krisenerfahrungen hervorgerufene, Momente des Empowerments. Zum einen nennt sie die Vorteile, die sie durch das Alleinerziehend-Sein hat. In Bezug auf die durch ihre HIV-Diagnose ausgelöste Krise erzählt mir Kerstin, dass sie dadurch gelernt hat, Vertrauen darauf zu haben, dass Vieles möglich ist. Ähnliches berichtet auch Marie, wenn sie mir erzählt, wie ihre Diagnose ihre Familie wieder näher zusammengebracht hat.

»Das war eine schreckliche, schreckliche, schreckliche Zeit, aber es hat auch gute Dinge gebracht. Also es hat mit mir gute Veränderungen gemacht. Es hat meine Familie wieder viel näher zusammengebracht. Meine Eltern sind getrennt seit ich drei war, die haben nie miteinander geredet. Jetzt auf einmal sitzen sie zusammen und trinken Kaffee, weil sie sich einfach über die Sorge um mich wieder näher gekommen sind mit ihren Partnern.« (Interview Marie 12.1.2018)

Alle drei Frauen erzählen also von einem Gefühl des Dinge-Wieder-Schaffen-Könnens durch das Erleben einer Krise. Krisen lassen sich in diesem Zusammenhang nach Wilson auch als biografische Brüche denken (vgl. Wilson 2007). Biografische Brüche können darauf verweisen, wie bedrohliche Krankheiten einerseits eine Gefahr für Identifikationsprozesse darstellen können. Andererseits können solche Krisen eine bedeutende Quelle für positiven Selbstbezug darstellen (vgl. ebd., 610). Diese scheinbare Paradoxie der Krisenerfahrung lässt sich auch in den Interviews wiederfinden. Das sich Verletzlich-Fühlen durch eine Diagnose, die so sehr von Stigmatisierung begleitet wird, scheint gleichzeitig auch positiv gewendet werden zu können. So kann aus diesen Situationen auch etwas so selbstbestätigendes, wie der Wunsch Mutter zu werden, entspringen. Dieses positive Wenden verstehe ich auch als eine Art von Stigma-Management. Dabei generiert sich Handlungsmacht über das Überstehen von sowohl physisch als auch sozial bedrohlichen Situationen.

Stigma-Management und Othering

In den Interviews tauchen hin und wieder homo- und trans*feindliche und rassistische Stereotype auf. In diesem Kapitel möchte ich der Frage nachgehen, wie an Hand von individuellen Beispielen auf gesellschaftliche Missstände hingewiesen werden kann, ohne gesellschaftliche Machtverhältnisse auf individuelle Handlungen zu reduzieren. In den Interviews finde ich Reproduktionen stereotyper Verknüpfungen von HIV mit Afrika bzw. Schwarz-Sein, mit Schwul-Sein, Sex-Arbeit und Drogengebrauch. Ich verstehe die Reproduktion dieser Stereotype als Abgrenzung zu anderen marginalisierten Gruppen, die damit gleichzeitig abgewertet werden. Mit einer intersektionalen Perspektive lässt sich dieses Phänomen unter anderem dadurch erklären, dass HIV-spezifische

Stigmatisierung und die Stigmatisierung von Homosexualität[36] historisch
eng verzahnt sind und daher nur in Wechselwirkung und gegenseitiger
Bedingtheit verstanden werden können (vgl. Deutsche Aids-Hilfe e.V.
2013, 21). Es zeigt aber vor allem, wie wirkmächtig die Bilder zu HIV
sind. Sie sind gesellschaftliche Normalität, auch für positive Frauen und
Mütter. Dieses Problem ist grundlegender als die Frage, wie einzelne Personen sich zu diesen Bildern in Beziehung setzen, um mit der eigenen
Stigmatisierung umzugehen. Trotzdem tragen die Praktiken der eigenen
Abgrenzung zu den vermeintlichen wirklichen Risikogruppen dazu bei,
diese Vorurteile aufrecht zu erhalten. Die Reproduktionen rassistischer
und homofeindlicher Bilder zeigen zugleich, wie Stereotype nicht nur
von außen, also von vermeintlich Unbeteiligten, auf Betroffene projiziert
werden, sondern wie auch Betroffene selbst diese Kategorisierungen und
Zuschreibungen benutzen. Ich verstehe die Verknüpfung von HIV mit
Sexarbeit oder Afrika in den Interviews auch als Möglichkeit des Stigma-
Management. Die Abgrenzung von den vermeintlich wirklichen Betrof-
fenengruppen ist eine Möglichkeit, die eigene Position aufzuwerten.

HIV wird nach wie vor überwiegend mit Homosexualität, Sexarbeit,
Drogenkonsum und Afrika assoziiert. Die Deutsche Aids-Hilfe nennt
dies »Beharrungsvermögen HIV-bezogener Stigmatisierung« (Deutsche
Aids-Hilfe e.V. 2013, 18). In Diskursen um HIV und Aids wird um normative Gesellschaftsordnung gerungen. Es geht um Vorstellungen von
richtigem und falschem Verhalten und Kategorisierungen von ›Wir‹ und
›die Anderen‹, unschuldig und schuldig (vgl. Lather und Smithies 1997,
xiv). In den Interviews zeigt sich neben der Stigmatisierung von HIV und

---

36 Da beim Thema HIV lange Zeit lediglich an Homosexualität und homosexuelle
Männer gedacht wurde, sind trans*Erfahrungen mit HIV für weite Bevölkerungs-
teile lange unsichtbar geblieben. Auch heute noch finden die Perspektiven positiver
trans*Menschen wenig Eingang in Auseinandersetzungen mit HIV.

der gesellschaftlichen Normierung von Körpern auch Rassismus, Homo- und trans*feindlichkeit. In einer sexistisch, rassistisch, heteronormativ und ableistisch organisierten Gesellschaft enthalten Kategorisierungen immer auch Wertungen, die in alle Bereiche des Lebens wirken. Die Reproduktionen der Verknüpfungen von HIV mit Afrika oder Homosexualität in den Interviews zeigt, wie tief diese Vorstellungen in den Köpfen so vieler Menschen verankert sind, unabhängig von der eigenen Position innerhalb gesellschaftlicher Ungleichheitsverhältnisse.

13. Und wohin jetzt?

In den Gesprächen mit HIV-positiven Müttern habe ich nach Momenten der Freude und Angst, der Hoffnung und Wut, der Freiheit und Geheimhaltung gesucht. Und alles war da – ganz dicht beieinander. Dass ist vielleicht auch eine der spannendsten Erkenntnisse aus der Auseinandersetzung mit positiver Mutterschaft: Wie nah diese ganzen Gefühle, wie synchron Erlebnisse ablaufen können und wie dicht Handlungsmacht auf Ohnmacht folgen kann. Dieser Lebensmut und diese Tatkraft sind bemerkenswert und können ein Vorbild für andere Kämpfe sein - große und kleine.

In den letzten Wochen vor Fertigstellung des Buches lese ich einen Roman von Maggie Nelson gelesen, in dem es um queere Elternschaft geht. Sie stellt darin die Frage, ob und wann queeres Leben von hegemonialen (Familien-)Konzepten subversiv ist. Als eine mögliche Antwort darauf schlägt sie vor, den Begriff queer, ähnlich wie den Namen ›Argo‹ eines Schiffes aus der griechischen Mythologie, als Platzhalter zu verstehen. Queer hat nicht aus sich heraus eine bestimmte Bedeutung, sondern wird durch (queeres) Leben ständig neu besetzt. Mir gefällt dieses von Roland Barthes übernommene Bild der Argo, die während ihrer Überfahrt komplett erneuert wird und lediglich mit dem gleichen Namen am Ende wieder in den Heimathafen einläuft (vgl. Barthes 1977, 46)[37]. Es entspricht auch meiner Vorstellung von Sprache als performativ und relational. Die Idee der Argo, so wie Nelson sie deutet, kann auch bei der

[37] Roland Barthes verwechselte allerdings die Argo mit dem Schiff des Theseus. Die Argo war für ihre Schnelligkeit berühmt (vgl. Grant 2001, 67). Das Schiff des Theseus hingegen war es, welches während der Überfahrt komplett ausgetauscht wurde. Das Theseus-Paradox wirft die Frage auf, ob das Schiff am Ende der Reise immer noch dasselbe Schiff ist, auch wenn es komplett erneuert wurde (vgl. Deutsch 2017). Maggie Nelson übernimmt in ihrem Buch diese Verwechslung.

Auseinandersetzung mit anderen Formen prekarisierter Mutterschaft und Elternschaft helfen. Wann sind bestimmte Praktiken prekarisierter Mutterschaft subversiv und wann reproduzieren sie hegemoniale Ordnungen? Oder vielleicht noch eher: Es hilft die Frage neu zu denken. Ich kann letztendlich nicht entscheiden, wann Praktiken positiver Mutterschaft subversiv sind und wann nicht. Ich kann lediglich die Relationalität der Praktiken, ihre Verwobenheit in sozialen Positionierungen und Machtverhältnissen verstehen. Maggie Nelson formuliert das so:

»...dass nichts, was wir in diesem Leben tun, mit irgendeinem Deckel verschlossen werden muss, dass es keine Praktiken oder Beziehungen gibt, die ein Monopol auf das haben, was wir widerständig nennen, oder das, was wir normativ nennen.« (Nelson 2017, 68/143)

Dieses Buch ist ein Versuch, die Deckel zu öffnen, sich für eine plurale Sicht auf HIV, Rollenbilder und positive Mutterschaft einzusetzen. Ich wollte der Frage nachgehen, wie HIV auf das Leben positiver Mütter wirkt und wie diese mit Stigmatisierung und den gesellschaftlich formulierten Anforderungen an sie als (gute) Mütter umgehen. Gefunden habe ich ein ambivalentes Manövrieren zwischen Aneignung und Abgrenzung. Aneignung scheint dort stattzufinden, wo dominante Vorstellungen von Mutterschaft für sich selbst angenommen werden, um, gerade im Licht HIV-spezifischer Stigmatisierung, sich als gute Mutter zu sehen und von außen als solche bestätigt zu werden. Angeeignet werden zum Teil aber auch Stereotype zu HIV, um das eigene, von Stigmatisierung immer wieder erschütterte, Selbstbild aufzuwerten. Abgrenzung findet sich dort, wo die Vorstellungen von HIV-positiver Mutterschaft neu besetzt werden und durch starke Erzählungen ambitionierter Frauen mit Vorurteilen zum Leben mit HIV gebrochen wird. Ich habe auch versucht Momente offen zu legen, in denen eine Abgrenzung zu hegemonialen Mutter- und Familienbildern stattfindet. Schließlich verstehe ich auch den individuellen Entschluss der Frauen, bestimmte Kämpfe nicht einzugehen und in bestimmten Momenten, aus Selbstschutz oder aus Schutz der Familie, den eigenen Status geheim zu halten, als Abgrenzung. Vielleicht lassen sich diese Abgrenzungs- und Aneignungspraktiken als parallel funktionierend verstehen. Im Umgang mit der eigenen Krankheit, sei es im Darüber-Sprechen, oder in der Art und Weise, wie HIV in die eigene Identität verwoben ist, findet sich Abgrenzung und Aneignung zugleich. Schmerzhafte Erfahrungen sind konstitutiv für HIV-positive Menschen, können aber, wie dieses Buch hoffentlich gezeigt hat, zu Handlungsmacht führen. Diese Parallelität ist es außerdem, die das Ringen um Anerkennung auszeichnet.

Zu diesem Thema gibt es noch so viele andere Perspektiven, Gedanken, Meinungen und Positionen; Dinge, an die ich zwar denke, aber die ich nicht erwähne und solche an die ich noch nicht mal denke, die aber auch wichtig sind. So ist die Bedeutung von Körpern bei der Aushandlung von Mutterschaft und dem Umgang mit Stigma nur am Rande aufgetaucht. Der Körper als Ort für feministische Kämpfe ist aber, gerade auch im Kontext von Reproduktion und reproduktiven Rechten, ein wichtiges und spannendes Feld. Auch Familienmodelle jenseits heteronormativer Vorstellungen wurden wenig thematisiert. Auch hier sehe ich einen großen Bedarf an mehr Auseinandersetzung. Wie Rix auf ›umstandslos‹, einem Blog für feministische Elternschaft, schreibt, kommen selbst in feministischen Publikationen zu Elternschaft trans*Erfahrungen leider immer noch häufig nur als »Quoten-Artikel« (Rix 2017) vor.

Dieses Buch lässt mich auch mit vielen Fragen und vielen Unsicherheiten zurück. Bin ich meinen Interviewpartnerinnen in der Analyse gerecht geworden? Habe ich den selbstreflexiven Anspruch einhalten können, den ich an mein Arbeiten angelegt habe? War ich sensibel genug für meine eigenen Vorstellungen zu HIV und Mutterschaft und deren Verwobenheit in meinem Arbeitsprozess? Habe ich HIV-spezifische Stigmatisierung zu sehr vorausgesetzt, auch wenn mir die Interviewpartnerinnen erzählen, kaum negative Erfahrungen zu machen, wenn sie sich anderen Menschen öffnen? Vieles bleibt offen und spannend und erinnert mich zugleich daran, dass dieses Buch vielleicht vor allem eine Suchbewegung ist.

Die Gleichzeitigkeit von Abgrenzung und Aneignung und die dadurch hervorgebrachten scheinbaren Widersprüche machen die Wirkmacht von gesellschaftlichen Normen, aber auch deren Brüchigkeit und Kontingenz sichtbar. Wissenschaft kann dann Interventionsmöglichkeit in Ungleichheitsverhältnisse sein, wenn sie hegemoniale Strukturen aufzeigt und Vorstellungen von normalem und richtigem Leben pluralisiert. Gleichzeitig kann auf die gesellschaftlichen Bedingungen verwiesen werden, die Marginalisierungen produzieren. Durch eine intersektionale Perspektive auf persönliche Geschichten zu HIV und Mutterschaft ist es hoffentlich gelungen, die Wirkungsweisen von Normen auf individueller Ebene nachvollziehen zu können, um Möglichkeiten der Aneignung, Umdeutung und Subversion zu erkennen. Der Gefahr, immer nur ein und dieselbe Geschichte zu erzählen (Adichie 2009), kann begegnet werden, indem marginalisierte Erfahrungen hörbar gemacht werden. Dies bedeutet auch und vor allem, die Frauen nicht nur als Opfer von diskriminierenden und stigmatisierenden gesellschaftlichen Strukturen zu verstehen. In ihren ambivalenten alltäglichen Kämpfen zeigt sich, wie sehr sie selbst daran beteiligt sind, ihre gesellschaftlichen Positionen durch alles, was sie tun, auszuhandeln. Schon das HIV-positive Mutter-Sein an sich ist radikal und subversiv, weil es sich dominanten Vorstellungen von Körpern, Frau-Sein und Mutter-Sein entzieht. Es ist wichtig, die Vorstellungen von Mutterschaft, Gesundheit und Körpern zu diversifizieren. Dazu braucht es einen Abbau von Vorurteilen und Stigmata, es braucht Raum für die vielfältige Ausgestaltung von Identität und Alltag. Es braucht einen kritischen Umgang mit Sprache und neue mediale Bilder. Und es braucht Menschen, die bereit sind, ihre Vorannahmen und Meinungen über den Haufen zu werfen. Es braucht Menschen, die sich überzeugen lassen, dass ein gutes Leben, eine gute Mutter, oder ein guter Körper auch anders sein kann, als das, was sie gewöhnt sind. Und dafür müssen wir uns zuerst einmal zuhören.

14. Glossar

Ableistisch/Ableismus: Ableismus beschreibt die strukturelle Benachteiligung und Diskriminierung von Menschen mit Behinderungen. Dabei wird von einer bestimmten körperlichen und geistigen Norm ausgegangen, die der Großteil der Menschen scheinbar erfüllt. Körper, die von dieser Norm abweichen, gelten als behindert bzw. krank. Ableistisch beschreibt die Abwertung und Unsichtbar-Machung von solchen als krank oder behindert geltenden Körpern (vgl. Leidmedien o.J.).

Cis*: Cis*Menschen sind solche, die sich mit ihrer bei der Geburt zugeschriebenen Geschlechtsidentität (überwiegend) identifizieren und darin leben. Damit ist Cis*Geschlechtlichkeit das Gegenteil von Trans*Geschlechtlichkeit. Cis* wird als gesellschaftliche Norm angesehen, es wird aber selten explizit benannt. Daher ist es wichtig, den Begriff cis* zu benutzen, um mit der scheinbaren Natürlichkeit von Cis*Geschlechtlichkeit im Gegensatz zu Trans*Geschlechtlichkeit zu brechen (vgl. abqueer o.J.).

Disability Studies: Die Disability Studies sind ein Forschungszweig, der sich mit Behinderung beschäftigt. Dabei wird Behinderung nicht als medizinische Diagnose, sondern als soziales Phänomen untersucht, welches durch gesellschaftliche, politische und kulturelle Bedingungen (wie bestimmte Stereotype oder architektonische Barrieren) erst erschaffen wird (Arbeitsgemeinschaft Disability Studies Deutschland o.J.). Eine weitere Auffassung der Disability Studies ist, dass die Definitionen von Krankheit und Behinderung zeit- und kontextabhängig sind. Welche Ausprägungen zu einem bestimmten Zeitpunkt als gesund und welche als krank definiert werden, gibt auch Aufschluss über gesellschaftliche Normierungsprozesse.

Diskurs: Ein Diskurs beschreibt die Vielzahl an Aussagen, Praktiken, Objekten und Emotionen, die zu einem bestimmten Thema kursieren. Dieses Konglomerat ist durch gesellschaftliche Kräfteverhältnisse und Strukturen (wie Gesetze, Sprache und Kategorien) verstetigt und bringt dadurch Wahrheiten hervor. Was durch Diskurse allerdings zu wahr und richtig wird, ist immer zeit- und kontextabhängig. Im Buch wird beispielsweise gezeigt, wie die Vorstellung davon, was eine normale Entbindungsmethode und Stilldauer ist, sich im Laufe der Zeit gewandelt hat.

Empowerment: Empowerment beschreibt Formen der Selbstermächtigung, durch die Personen sich aktiv Macht und Handlungsfähigkeit aneignen. Empowerment kann dazu dienen, aus einer ohnmächtigen oder unterdrückten Position heraus sich selbst (oder als Gruppe) zu stärken, um somit besser für die eigenen Rechte einzustehen.

Hegemonie: Hegemonie bezeichnet ein System der Dominanz. In diesem System haben sich bestimmte Vorstellungen, Positionen, Institutionen und Strukturen mit Hilfe von bestimmten Machtverhältnissen verstetigt und erscheinen daher normal. Dabei wirkt Hegemonie oft subtil und drückt sich im Alltagshandeln und in kulturellen Praktiken aus. Hegemonie-Theorie hilft zu verstehen, wie es dazu kommt, dass sich zu einer bestimmten Zeit bestimmte Vorstellungen davon durchsetzen, was als richtig und wahr angesehen wird.

Heteronormativität: Heteronormativität ist zum einen die gesellschaftliche Vorstellung, dass es lediglich zwei klar voneinander abgrenzbare Geschlechter gibt und zum anderen, dass nur das heterosexuelle Begehren normal ist. Heteronormativität wirkt auf Gesellschaft und ist so zum Beispiel nach wie vor Basis von Rechtsprechung (in dem zum Beispiel verheiratete Paare in Deutschland viele Vorteile haben). Es beeinflusst somit auch die Vorstellungen von sozialen Beziehungen, Gesundheit oder Nation (vgl. Hartmann und Kleese 2007, 9ff.).

Intelligible Subjektposition: Intelligibel ist ein Subjekt dann, wenn es gesellschaftlich anerkannt ist. Eine gesellschaftlich erwartete Identität führt dazu, dass sich Individuen zu sozialen Vorstellungen und Normen in Beziehung setzen müssen. So wird im Buch beispielsweise argumentiert, dass eine intelligible Subjektposition als gute Mutter bedeutet, immer aufopferungsvoll für das Kind da zu sein, körperlich alles leisten zu können und privat als auch beruflich erfolgreich zu sein.

Marginalisierung: Marginale Positionen innerhalb der Gesellschaft sind solche, die weniger Zugang zu Infrastrukturen, Ressourcen und Prozessen politischer Partizipation haben und deren Lebensrealität weniger sichtbar ist. Marginalisierung beschreibt den Prozess, durch den bestimmte gesellschaftliche Positionen abgewertet und verdrängt werden.

15. Verzeichnis von Initiativen und Organisationen

Aids, Kinder und Familie – Hilfe zur Selbsthilfe: https://www.positive-network.de/

Deutsche Aids-Gesellschaft e.V.: https://daignet.de/site-content/die-daig/sektionen/aawsall-around-women-special

Deutsche Aids-Hilfe: https://www.aidshilfe.de/

Dhiva - Das Magazin für Frauen zu Sexualität und Gesundheit: http://www.stiftung-gssg.de/themen-projekte/dhiva/

Elterninitiative HIV-betroffener Kinder e.V.: http://www.ehk-kids.de/

FrauenGesundheitsZentrum München: https://www.fgz-muc.de/fgz_zentrum/team.php

Gemeinnützige Stiftung Sexualität und Gesundheit (GSSG): http://www.stiftung-gssg.de/index.html

HIV & more: https://www.hivandmore.de/

Lifeboat Deutschland: http://www.projekt-lifeboat.de/

Netzwerk Frauen & Aids: http://www.netzwerkfrauenundaids.de/

Pluspunkt: Leben mit HIV/AIDS und Hepatidien, Beratung, Hilfe, Information: https://www.pluspunktberlin.de/

PositHiv & Hetero: http://hetero.aidshilfe.de/

Positiv e.V.: http://www.positiv-ev.de/index.html

Projekt Information – Betroffene informieren Betroffene: http://www.projektinfo.de/ueber_uns.html

SHE-Programm: Strong, HIV-Positive, Empowered Women: http://www.stiftung-gssg.de/themen-projekte/she/index.html?a=91&level=1

Vhiva Kids – Familienleben mit HIV: https://www.ajs-hamburg.de/vhiva-kids-familienleben-mit-hiv/vhiva-kids.html

XXelle: https://www.xxelle-nrw.de/xxelle/front_content.php

16. Literaturverzeichnis

Abu-Lughod, L. (1996): Gegen Kulturen Schreiben. In: Lenz, I., Germer, A., Hasenjürgen, B. (Hg.): Wechselnde Blicke. Frauenforschung in internationaler Perspektive. Springer, Wiesbaden, 14–46.

abqueer (o.J.): Begriffe. In: www.abqueer.de/infos-und-materialien/begriffe/.

Ahmed, S. (2004): The Cultural Politics of Emotion. Routledge, New York.

Alonzo, A. A., Reynolds, N. R. (1995): Stigma, HIV and AIDS: An Exploration and Elaboration of a Stigma Trajectory. Social Science & Medicine 41 (3), 303–315.

Anthias, F. (2008): Thinking through the lens of translocational positionality: an intersectionality frame for understanding identity and belonging. Translocations: Migration and Social Change 4 (1), 5–20.

Arbeitsgemeinschaft Disability Studies Deutschland (o.J.): Was sind die Disability Studies. In: www.disabilitystudies.de/studies.html.

Ayres, L., Kavanaugh, K., Knafl, K. A. (2003): Within-case and across-case approaches to qualitative data analysis. Qualitative health research 13 (6), 871–883.

Barthes, R. (1977): Roland Barthes. University of California Press, Berkeley, Los Angeles.

Bennett, D. S., Traub, K., Mace, L., Juarascio, A., O'Hayer, C. V. (2016): Shame among people living with HIV: a literature review. AIDS Care 28 (1), 87–91.

Berthold, A., Lange, U. (2017): HIV und Schwangerschaft. Die Hebamme 30 (1), 12–19.

Biehl, J., Locke, P. (2010): Deleuze and the Anthropology of Becoming. Current Anthropology 51 (3), 317–351.

Biehl, J., Good, B., Kleinman, A. (2007): Introduction: Rethinking Subjectivity. In: Biehl, J., Good, B., Kleinman, A. (Hg.): Subjectivity. Ethnographic Investigations. University of California Press, Berkley, Los Angeles, London, 1–23.

Bischofberger, I., Schaeffer, D. (2001): Normalisierung von Aids aus Sicht der Angehörigen - von der akuten Krise zur Dauerkrise. Pflege und Gesellschaft 6 (2), 37-44.

Bleibtreu-Ehrenberg, G. (1989): Angst und Vorurteil. AIDS-Ängste als Gegenstand der Vorurteilsforschung / Gisela Bleibtreu-Ehrenberg. Reinbek bei Hamburg: Rowohlt, Reinbek bei Hamburg.

Boerner, Heather (2017): Some Women With HIV Breast-feed in Secret. MedScape Nov. 2, 2017. In: www.medscape.com/viewarticle/888135#vp_2.

Boesten, J., Poku, N. K. (Hg.) (2009): Gender and HIV/AIDS. Critical Perspectives from the developing world. Ashgate, Surrey.

Bublitz, H., Bührmann, A. D., Hanke, C., Seier, A. (1999): Diskursanalyse - (k)eine Methode? Eine Einleitung. In: Bublitz, H., Bührmann, A. D., Hanke, C., Seier, A. (Hg.): Das Wuchern der Diskurse. Perspektiven der Diskursanalyse Foucaults. Campus Verlag, Frankfurt am Main/New York, 10–21.

Bunch, M. (2013): The unbecoming subject of sex: Performativity, interpellation, and the politics of queer theory. Feminist Theory 14 (1), 39–55.

Bundesministerium für Familie, Senioren, Frauen und Jugend (2017): Familienreport 2017. Leistungen, Wirkungen und Trends. In: www.bmfsfj.de/blob/119524/…/familienreport-2017-data.pdf.

138

Bundesministerium für Familie, Senioren Frauen und Jugend, Ministerium, Deutschland, Berlin, Vorgänger, D. B. f. F. u. S., Vorgänger, D. B. f. F. u. J., 1994 (2001): Alleinerziehen in Deutschland: Ressourcen und Risiken einer Lebensform. Dokumentation der Fachtagung, 23. Juni 2000, Humboldt-Universität Berlin / [Hg.: Bundesministerium für Familie, Senioren, Frauen und Jugend]. Dokumentation der Fachtagung Alleinerziehen in Deutschland. 2001. Aufl. Berlin: Bundesministerium für Familie, Senioren, Frauen und Jugend; Bonn, Berlin: Bonn.

Bundesministerium für Familie, Senioren Frauen und Jugend (o.J.): Frauen und Arbeitswelt. In: www.bmfsfj.de/bmfsfj/themen/gleichstellung/frauen-und-arbeitswelt, 14.05.2018.

Bury, M. (2001): Illness narratives: fact or fiction? Sociology of health & illness 23 (3), 263–285.

Butler, J. (1997): excitable speech. A Politics of the Performative. Routledge, New York, London.

Butler, J. (1991): Das Unbehagen der Geschlechter. Suhrkamp, Frankfurt am Main.

Campbell, C., Gibbs, A., Boesten, J., Poku, N. K. (2009): Stigma, Gender and HIV: Case study of intersectionality. In: Boesten, J., Poku, N. K. (Hg.): Gender and HIV/AIDS. Critical Perspectives from the developing world. Ashgate, Surrey.

Charmaz, K. (2014): Constructing Grounded Theory. 2. Aufl. Sage, London, Thousand Oaks, New Delhi, Singapore.

Charmaz, K. (2011): Den Standpunkt verändern: Methoden der konstruktivistischen Grounded Theory. In: Mey, G., Mruck, K. (Hg.): Grounded Theory Reader. 2. Aufl. VS Verlag für Sozialwissenschaften, Wiesbaden, 181–205.

Chinn, S. E. (2011): Performative Identities: From Identity Politics to Queer Theory. In: Wetherell, M., Mohanty, C. T. (Hg.): The SAGE Handbook of Identities. SAGE Publications, London, 104–124.

Cotterill, P. (1992): Interviewing women. Issues of Friendship, Vulnerability, and Power. Women's Studies International Forum 15 (5-6), 593–606.

Das, V., Kleinman, A. (2001): Introduction. In: Das, V., Kleinman, A., Lock, M., Ramphele, M., Reynolds, P. (Hg.): Remaking a World: Violence, Social Suffering, ans Recovery. University of California Press, Berkley, 1–30.

Davis, L. J. (2013): The End of Normal. Identity in a Biocultural Era. University of Michigan Press, Ann Arbor, Michigan.

De Beauvoir, S. (2005): Das andere Geschlecht. Rowohlt, Hamburg.

Deeks, S. G., Lewin, S. R., Havlir, D. V. (2013): The end of AIDS: HIV infection as a chronic disease. The Lancet 382 (9903), 1525–1533.

Der Spiegel (1983): AIDS: »Eine Epidemie, die erst beginnt«. Spiegel 23/1983, 144–163.

Deutsch, H., (2017): Relative Identity. In: Zalta, E. (Hg.) The Stanford Encyclopedia of Philosophy. In: https://plato.stanford.edu/archives/fall2017/entries/identity-relative/>.

Deutsche Aids-Hilfe e.V. (2010): Positiv Schwanger, Berlin.

Deutsche Aids-Hilfe e.V. (2013): Positive Stimmen verschaffen sich gehör. Die Umsetzung des PLHIV Stigma Index in Deutschland. 2. Auflage.

Deutsch-Österreichische Leitlinie zur HIV-Therapie in der Schwangerschaft und bei HIV-

exponierten Neugeborenen (2017): https://daignet.de/site-content/hiv-therapie/
leitlinien-1/leitlinien.

Diabaté, S. (2015): Mutterleitbilder zwischen Autonomie und Aufopferung.
Bevölkerungsforschung Aktuell 3, In: www.bib.bund.de/Publikation/2015/
Mutterleitbilder-heute-Zwischen-Autonomie-und-Aufopferung.html?nn=10100810

Donath, O. (2016): #regretting motherhood: Wenn Mütter bereuen. Regretting
motherhood. 1. Aufl. Knaus, München.

Doucet, A., Mauthner, N. S. (2007): Feminist Methodologies and Epistemologies. In:
Bryant, C., Peck, D. (Hg.): 21st Century Sociology, Thousand Oaks, California, 36–
49.

Dreßler, S. (2017): Zwischen ›gleichberechtigter Elternschaft‹ und ›mütterlicher
Deutungshoheit‹. Kollektive Orientierungen unter Müttern im akademischen
Milieu. In: Tolasch, E., Seehaus, R. (Hg.): Mutterschaften sichtbar machen. Sozial-
und kulturwissenschaftliche Beiträge. Verlag Barbara Budrichh, Opladen/Berlin/
Toronto, 109–123.

Eirmbeter, W., Hahn, A., Jacob, R. (1993): AIDS und die gesellschaftlichen Folgen.
Campus Verlag, Frankfurt am Main.

Epidemologisches Bulletin (22.11.2018): Schätzungen der Zahl der HIV-Neuinfektionen
und der Gesamtzahl von Menschen mit HIV in Deutschland.

Foucault, M. (1993): Die Ordnung des Diskurses. Fischer Verlag, Frankfurt am Main.

Frauen & HIV (o.J.): Vaginale Geburt versus Kaiserschnitt? In: www.frauenundhiv.info/
aktuelles/vaginale-geburt-versus-kaiserschnitt.

Garey, A. I. (1999): Weaving Work and Motherhood. Temple University Press,
Philadelphia.

Gemeinsamer Bundesausschuss (2016): Richtlinien des Gemeinsamen Bundesausschusses
über die ärztliche Betreuung während der Schwangerschaft und nach der Entbindung
(»Mutterschafts-Richtlininen«). In: www.g-ba.de/informationen/richtlinien/19/.

Goffman, E. (1980): Stigma. Über Techniken der Bewältigung beschädigter Identität.
Suhrkamp, Frankfurt am Main.

Grant, M., Hazel, J. (2001): Who's Who in Classical Mythology, Taylor & Francis
Group, Florence. In: www.ebookcentral.proquest.com/lib/huberlin-ebooks/reader.
action?docID=200069& query=.

Grue, L., Lærum, K. T. (2002): ›Doing Motherhood‹: Some experiences of mothers with
physical disabilities. Disability & Society 17 (6), 671–683.

Habermann, F. (2008): Der homo oeconomicus und das Andere. Hegemonie, Identität
und Emanzipation. Nomos, Baden-Baden.

Hall, S. (1997): The Spectacle of the ›Other‹. In: Hall, S. (Hg.): Representation: Cultural
Representations and Signifying Practices. SAGE / Open University, London, 223–
279.

Hark, S. (1999): deviante Subjekte. Die paradoxe Politik der Identität. 2. Aufl. Leske +
Budrich, Opladen.

Hartmann, J., Kleese, C. (2007): Heteronormativität. Empirische Studien zu Geschlecht,
Sexualität und Macht - eine Einführung. In: Hartmann, J., Kleese, C., Wagenknecht,
P., Fritzsche, B., Hackmann, K. (Hg.): Heteronormativität. Empirische Studien zu

Geschlecht, Sexualität und Macht. VS Verlag für Sozialwissenschaften, Wiesbaden, 9–15.

Health Resources and Services Administration (o.J.): Gay Men and the History of the Ryan White HIV/AIDS Program.

Hermann, U., Vierneisel, C (2013).: »Positive Stimmen« - der HIV Stigma-Index in Deutschland: die frauenspezifischen Daten.

Hohage, C. (2016): Kathy Charmaz' konstruktivistische Erneuerung der Grounded Theory. In: Equit, C., Hohage, C. (Hg.): Handbuch Grounded Theory. Von der Methodologie zur Forschungspraxis. Beltz Juventa, Weinheim und Basel, 108–125.

Honer, A. (2000): Lebensweltanalyse in der Ethnographie. In: Flick, U., Kardorff, E. von, Steinke, I. (Hg.): Qualitative Forschung. Ein Handbuch. Rowohlt, Hamburg, 194–204.

Janssen, Joke (2006): In meinem Namen. Eine trans*/queere Perspektive auf Elternschaft. In: Dolderer, M.; Holme, H.; Jerzak, C.; Tietge, A.-M.: O Mother where art thou? (Queer-)Feministische Perspektiven auf Mutterschaft und Mütterlichkeit. Dampfboot Verlag, Münster, 142-160.

Jacob, R., Eirmbeter, W. H., Hahn, A., Hennes, C., Lettke, F. (1997): AIDS-Vorstellungen in Deutschland. Stabilität und Wandel. Edition Sigma, Rainer Bohn Verlag, Berlin.

Kaur, R. (2017): milk and honey – milch und honig. Lago Verlag, München.

Köngeter, A. (2017): Macht Alleinerziehen krank? Der psychische Gesundheitszustand alleinerziehender Mütter unter besonderer Berücksichtigung heterogener Lebenslagen in Deutschland. GRIN Verlag GmbH, München.

König, T., Wojahn, K. (2017): Mutter sein: Über den Zusammenhang von regulativen Idealen - Begehren - Praxen. In: Tolasch, E., Seehaus, R. (Hg.): Mutterschaften sichtbar machen. Sozial- und kulturwissenschaftliche Beiträge. Verlag Barbara Budrichh, Opladen/Berlin/Toronto, 95–107.

Lahrtz, S. (2015): HIV-Zwangstest bei Flüchtlingen in Bayern. Neue Züricher Zeitung. 28.11.2015. In: www.nzz.ch/panorama/hiv-zwangstest-bei-fluechtlingen-in-bayern-1.18653984.

Lange, J. M. A., Ananworanich, J. (2014): The discovery and development of antiretroviral agents. Antiviral Therapy 19 (3), 5–14.

Lather, P., Smithies, C. (1997): Troubling the Angels. Women living with HIV/AIDS. Westview Press, Boulder, Oxford.

Leidmedien (o.J.): Begriffe über Behinderung von A bis Z. In: https://leidmedien.de/begriffe/.

LesMigraS (2012): Dokumentation der Kampagne zu Gewalt und (Mehrfach-) Diskriminierung von LBT* in Deutschland. In: https://lesmigras.de/ergebnisse.html.

Liamputtong, P. (Hg.) (2013a): Women, Motherhood and Living with HIV/AIDS. A Cross-Cultural Perspective. Springer, Heidelberg, New York, London.

Liamputtong, P. (2013b): Women, Motherhood and Living with HIV/AIDS: An Introduction. In: Liamputtong, P. (Hg.): Women, Motherhood and Living with HIV/AIDS. A Cross-Cultural Perspective. Springer, Heidelberg, New York, London, 1–26.

Lindemann Nelson, H. (2001): Damaged Identities, Narrative Repair. Cornell University Press, New York.

Link, B. G., Phelan, J. C. (2001): Conceptualizing Stigma. Annual Review of Sociology

27, 363–385.

Loerzer, S. (2014): Asylbewerber müssen zum HIV- und Hepatitis-B-Test. Süddeutsche Zeitung 14.08.2014. In: www.sueddeutsche.de/muenchen/fluechtlinge-in-bayern-asylbewerber-muessen-zum-hiv-und-hepatitis-b-test-1.2088672.

Lorey, I. (1999): Macht und Diskurs bei Foucault. In: Bublitz, H., Bührmann, A. D., Hanke, C., Seier, A. (Hg.): Das Wuchern der Diskurse. Perspektiven der Diskursanalyse Foucaults. Campus Verlag, Frankfurt am Main/New York, 87–96.

Loutfy, M. R., Sonnenberg-Schwan, U., Margolese, S., Sherr, L. (2013): A review of reproductive health research, guidelines and related gaps for women living with HIV. AIDS Care 25 (6), 657–666.

Lucius-Hoene, G. (2018): Narrative Rekonstruktion. In: Wirtz, A. (Hg.): Dorsch - Lexikon der Psychologie. Verlag Hogrefe, Bern.

Maskos, R. (2010): Was heißt Ableism? Überlegungen zu Behinderung und bürgerlicher Gesellschaft. arranca! 43/2010.

Mayer, S. (2016): Regretting Motherhood: Geht's noch? Die Zeit 14.03.2016. In: www.zeit.de/ 2016/12/regretting-motherhood-eltern-glueck-familiendebatte.

McRobbie, A. (2014): Feminismus, die Familie und die neue ›mediatisierte‹ Mutterschaft. In: Fleig, A. (Hg.): Die Zukunft von Gender. Begriff und Zeitdiagnose. Campus Verlag, Frankfurt am Main, 161–185.

Mecheril, P. (2017): Rassismus wird genutzt, um Privilegien zu bewahren. In: www.magazin.hiv/ 2017/03/21/rassismus-wird-genutzt-um-privilegien-zu-bewahren/.

Meissner, H. (2008): Die soziale Konstruktion von Geschlecht - Erkenntnisperspektiven und gesellschaftstheoretische Fragen. gender...politik...online 2008.

Mey, G., Mruck, K. (2010): Interviews. In: Mey, G., Mruck, K. (Hg.): Handbuch Qualitative Forschung in der Psychologie. VS Verlag für Sozialwissenschaften, Wiesbaden, 423–435.

Mollow, A. (2014): Criphystemologies. Journal of Literary & Cultural Disability Studies 8 (2), 185–201.

National Institut of Allergy and Infectious Deseases (2017): Drug Interaction Concerns May Negatively Affect HIV Treatment Adherence Among Transgender Women. Participants in NIH-Supported Study Apprehensive about Combining HIV MEdications and Hormones. In: www.niaid.nih.gov/ news-events/drug-interaction-concerns-may-negatively-affect-hiv-treatment-adherence-among.

Nelson, M. (2017): Die Argonauten. Hanser Berlin, München (E-Book).

New York Times (1983): The Fear of AIDS. 25.06.1983, 22. In: www.nytimes.com/1983/06/25/ opinion/the-fear-of-aids.html.

Ngozi Adichie, Ch. (2009): The danger of a single story. Ted Talk. In: https://www.ted.com/talks/ chimamanda_adichie_the_danger_of_a_single_story/ transcript?language=en.

Obaid, T. A. (2005): HIV/AIDS: Feminization of the Epidemic. In: www.unfpa.org/press/ hivaids-feminization-epidemic, 10.01.2017.

Opie, A. (1992): Qualitative Research, Appropriation of the ›Other‹ and Empowerment. Feminist Review 40/1992, 52–69.

Ott, M., Seehaus, R. (2010): Stillen - zum Wohle des Kindes. Reproduktion und Effekte von Stilldiskursen in Praktiken der Kindervorsorgeuntersuchungen. Feministische Studien 28 (2).

Parker, R., Aggleton, P. (2003): HIV and AIDS-related stigma and discrimination. A conceptual framework and implications for action. Social Science & Medicine 57 (1), 13–24.

Peters, A. (2008): Wie die DDR mit dem Thema Aids umging. Stern. 13.06.2008 In: www.stern.de/ gesundheit/hiv-wie-die-ddr-mit-dem-thema-aids-umging-3855214.html.

Peukert, A. (2015): Aushandlungen von Paaren zur Elternzeit. Arbeitsteilung unter neuen Vorzeichen? Springer VS, Wiesbaden.

Pfundt, K. (2010): Die Regierung der HIV-Infektion. Eine empirisch-genealogische Studie. VS Verlag für Sozialwissenschaften, Wiesbaden.

Phoenix, A., Woollett, A. (1991): Motherhood: Social Construction, Politics and Psychology. In: Phoenix, A., Woollett, A., Lloyd, E. (Hg.): Motherhood. Meanings, Practices and Ideologies. Sage, London, Newbury Park, New Delhi, 13–27.

Pousada García, T., Madrid Martínez, P., Pereira Loureiro, J., Groba González, B., Díaz Martínez, E. (2015): Influence of Disability on Maternal Care. Sexuality and Disability 33 (4), 469–481.

Raether, T. (2017): Die Mutti aller Schlachten. Süddeutsche Zeitung Magazin 10/2017. In: www.sz-magazin.sueddeutsche.de/texte/anzeigen/45730/Die-Mutti-aller-Schlachten.

Ramazanoglu, C., Holland, J. (2002): Feminist Methodology. Challenges and Choices. Sage, London u.a..

Rancière, J. (2002): Das Unvernehmen. Politik und Philosophie. Suhrkamp, Frankfurt am Main.

Reents, E. (2016): Lass es wegmachen, oder was?. Frankfurter Allgemeine Zeitung 20.03.2016. In: www.faz.net/aktuell/feuilleton/bereute-mutterschaft-lass-es-wegmachen-oder-was-14133159-p2.html.

Riesling-Schärfe, H. (1998): Frauen und Aids: Geschlechterkonstruktionen im Risiko. Zur Ökologie der Lüste. Lit Verlag, Münster.

Rix (27.01.2017): Trans* und Elternschaft. In: umstandslos. Magazin für feministische Elternschaft. In: https://umstandslos.com/2017/01/27/trans-und-elternschaft/#_ftn2.

Robert Koch-Institut (2016): Schätzung der Zahl der HIV-Neuinfektionen und der Gesamtzahl von Menschen mit HIV in Deutschland. Epidemologisches Bulletin 46/2016.

Rose, L., Steinbeck, S. (2015): Die Ernährung des Säuglings an der Mutterbrust. Ethnographische Notizen zu einer Geschlechterasymmetrie qua Natur. In: Seehaus, R., Rose, L., Günther, M. (Hg.): Mutter, Vater, Kind - Geschlechterpraxen in der Elternschaft. Geschlechterforschung für die Praxis Bd. 3. Barbara Budrich, Opladen, Berlin & Toronto, 101–121.

Scully, J. L. (2011): Disability and the Pitfalls of Recognition. In: McLaughlin, J., Phillimore, P., Richardson, D. (Hg.): Contesting Recognition. Culture, Identity and Citizenship. Palgrave MacMillan, Basingstoke.

Seidl, O., Ermann, M. (1989): Psychosoziale AIDS-Forschung - Fragen, Probleme, Chancen. In: Jäger, H. (Hg.): Frauen und Aids. Somatische und Psychosoziale

Aspekte. Springer, Berlin, Heidelberg, New York, 71–96.

Shakespeare, T. (1996): Power and prejudice: issues of gender, sexuality and disability. In: Barton, L. (Hg.): Disability & Society. Emerging Issues and Insights. Longman, New York, 191–214.

Siegel, K., Lekas, H.-M. (2002): AIDS as a Chronic Illness: Psychosocial Implications. AIDS Care 16 (4), 69–76.

Sontheimer, M. (1988): DDR: Alles unter Kontrolle. Die Zeit 25.03.1988. In: www.zeit. de/1988/ 13/ddr-alles-unter-kontrolle/komplettansicht.

Speck, S. (2014): Mütter ohne Grenzen. Paradoxien verberuflichter Sorgearbeit am Beispiel der SOS-Kinderdörfer. Springer, Wiesbaden.

Statistisches Bundesamt (2017): Anzahl von Kaiserschnitten und Geburten insgesamt in Deutschland in den Jahren von 2004 bis 2016. In: https://de.statista.com/statistik/ daten/studie/71897 /umfrage/entbindungen-und-entbindungen-per-kaiserschnitt-in-deutschland/, 19.04.2018.

Stutterheim, S. E. (2011): Understanding HIV-Related Stigma: Social and Psychological Processes. F&N Boekservice, Amsterdam.

Tallis, V. (2012): Feminism, HIV and AIDS. Subverting Power, Reducing Vulnerability. Palgrave MacMillan, Hampshire.

The ACT UP/New York Women & AIDS Book Group (1994): Frauen und Aids. Rowohlt, Reinbek bei Hamburg.

Thomas, J. (1993): Doing critical ethnography. Sage Publ., Newbury Park [u.a.].

Thornberg, R., Charmaz, K. (2014): Grounded Theory and Theoretical Coding. In: Flick, U. (Hg.): The SAGE Handbook of Qualitative Data Analysis. Sage, London, Thousand Oaks, New Delhi, Singapore, 153–169.

Tolasch, E. (2015): Die protokollierte gute Mutter in Kindstötungsakten. Eine diskursanalytische Untersuchung. Sringer, Wiesbaden.

UNAIDS (2014): 90-90-90. An ambitious treatment target to help end the Aids epidemic. In: www.unaids.org/en/resources/documents/2017/90-90-90.

UNAIDS (2017a): Fact Sheet - World AIDS Day 2017. In: http://www.unaids.org/en/ resources/fact-sheet, 16.05.2018.

UNAIDS (2017b): UNAIDS Data 2017. In: www.unaids.org/en/resources/ documents/2017/2017_ data_book.

Unger, H. v. (1999): Versteckspiel mit dem Virus. Aus dem Leben positiver Frauen. Deutsche AIDS-Hilfe e.V., Berlin.

Vernazza, P. (o. J.): EKAF-Statement durch randomisierte Studie bestätigt. In: http:// infekt.ch/2011/ 05/ekaf-statement-durch-randomisierte-studie-bestaetigt/.

Villa, P.-I., Thiessen, B. (2010): Entweder - oder? Mutterschaft zwischen Fundamentalismen und vielschichtigen Praxen. Querelles-net. Rezensionszeitschrift für Frauen- und Geschlechterforschung 11 (2).

Vocks-Hauck, M. (2016): Schwangerschaft und HIV. Therapie der Mutter und Prophylaxe für das Neugeborene. In: Hoffmann, C., Rockstroh, J. K. (Hg.): HIV 2016/17. In: www.hivbuch.de. Medizin Fokus Verlag, Hamburg, 501–500.

Vogel, M., Schwarze-Zander, C., Wasmuth, J.-C., Spengler, U., Sauerbruch, T., Rockstroh,

J. K. (2010): Therapie der HIV-Infektion. Deutsches Arzteblatt international 107 (28-29), 507-15; quiz 516.

Waldschmidt, A. (2010): Warum und wozu brauchen die Disability Studies die Disability History? Programmatische Überlegungen. In: Bösl, E. (Hg.): Disability history: Konstruktionen von Behinderung in der Geschichte. transcript Verlag, Bielefeld, 13–27.

Walgenbach, K. (2012): Intersektionalität als Analyseperspektive heterogener Stadträume. In: Scambor, E. (Hg.): Die intersektionelle Stadt. Geschlechterforschung und Medienkunst an den Achsen der Ungleichheit. Bielefeld: Transcript Verlag, Bielefeld, 81–92.

Watson, N. (2005): Enabling Identity: Disability, Self and Citizenship. In: Shakespeare, T. (Hg.): The Disability Reader. Social Science Perspectives. Continuum, London, 147–162.

Weigel, M., Kremer, H., Sonnenberg-Schwan, U., Gölz, J., Gürtler, L., Doerr, H. W., Brockmeyer, N. H. (2001): Diagnostik und Behandlung HIV-diskonkordanter Paare mit Kinderwunsch. Deutsches Ärzteblatt 98 (41), A 2648-A 2652.

Wendell, S. (2001): Unhealthy Disabled: Treating Chronic Illnesses as Disabilities. Hypatia 16 (4), 17–33.

West, C., Zimmerman, D. H. (1987): Doing Gender. Gender and Society 1 (2), 125–151.

Wilson, S. (2007): ›When you have children, you're obliged to live‹: motherhood, chronic illness and biographical disruption. Sociology of health & illness 29 (4), 610–626.

Woodward, K. (2015): the politics of in/visibility. being there. Palgrave MacMillan, Houndmills, Basingstoke, New York.

Woodward, K. (1997): Identity and Difference. Sage, London/Thousand Oaks, New Delhi.

World Health Organization (2017): The International Code of Marketing of Breast-milk Substitutes. 2017 Update. In: www.who.int/nutrition/publications/infantfeeding/breastmilk-substitutes-FAQ2017/en/.

Wright, M. T., Rosenbock Rolf (2012): Aids-Zur Normalisierung einer Infektionskrankheit. In: Albrecht, G., Groenemeyer, A. (Hg.): Handbuch Soziale Probleme. 2. Aufl. VS Verlag für Sozialwissenschaften, Wiesbaden, 195–218.

Zartler, U. (2014): How to Deal With Moral Tales: Constructions and Strategies of Single-Parent Families. Journal of Marriage and Family 76 (3), 604–619.